吴云林主编

门脉高压出血

的

内镜按需治疗

Patient-oriented
Endoscopic Therapy
for
Portal Hypertension
& Variceal Bleeding

上海科技教育出版社

主　编　吴云林

参编者 （按姓氏笔画排序）

万　荣　王晓瑜　史　琲　吕　婵

朱　佩　朱燕华　孙萍胡　吴　巍

张梦茵　范　嵘　袁晓琴　熊文坚

主 编 简 介

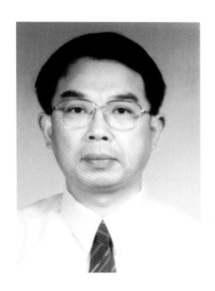

1951 年 3 月出生。1975 年毕业于上海第二医科大学医疗系，1985 年获硕士学位，1988 年获博士学位，师从徐家裕教授、江绍基院士及 Kurihara M. 教授，主攻胃癌诊断和门脉高压出血的治疗。上海交通大学医学院教授、博士生导师。1993~1999 年任上海交通大学医学院附属瑞金医院消化内科副主任、2000~2011 年任消化内科主任兼内科主任、内科党总支书记。中华医学会消化内镜学会常委，中国胃病专业委员会副会长，上海医学会常务理事，上海市医学会消化内镜学会主任委员，上海市医学会食管胃静脉曲张学会主任委员，卫生部胃癌贲门癌专项特聘专家等。2012 年以来任上海交通大学医学院附属瑞金医院北院消化内科主任。兼任中国中西医结合消化病学会副主任委员、中国胃病专业委员会副会长、中国医师协会消化病分会常委、上海市消化内镜学会名誉主任等及《胃肠病学与肝病学杂志》

共同主编、《中华消化病与影像学杂志》副主编等。主编《胃肠病学临床进展》等 12 本专著，发表论文 120 多篇。1993 年获国务院特殊贡献津贴。30 多年来受到国家领导人华国锋、邓小平、叶剑英、宋庆龄、胡耀邦、江泽民、朱镕基等的多次亲切接见和勉励。

序　一

门脉高压症在临床上很常见，其并发症如食管和（或）胃静脉曲张破裂出血、肝肾综合征甚至演变进展为肝癌等问题，临床处理均很棘手。为了提高门脉高压症综合治疗的疗效，国家设立了门脉高压症合理治疗专项研究课题，并特别邀请上海交通大学医学院附属瑞金医院的吴云林教授加盟参与项目研究，旨在为临床治疗提供合理、有效的治疗途径与方法。

吴云林教授集三十多年的临床经验，从实际出发以专著的形式全面介绍了门脉高压出血的内镜治疗途径及其方法，特别是在大量临床实践的基础上，改进创新了多项内镜操作技术，并通过深入浅出的阐述，图文并茂地对门脉高压出血的临床治疗给予了很好的建议，这些经验值得进一步开展多中心的医学研究，不断总结与探索新的治疗模式，提高门脉高压食管及胃静脉曲张治疗的临床水平。

北京大学人民医院

朱继业　刘玉兰

序 二

上海交通大学医学院附属瑞金医院是我国最早开展门脉高压食管和胃静脉曲张出血内镜治疗的医疗中心。20世纪70年代即开始内镜硬化剂鱼肝油酸钠注射治疗；90年代初又邀请美国哈佛大学 Carr-Locke DL 教授前来上海演示内镜皮圈结扎治疗术 (EVL)，该技术由此引入中国。我院消化内科吴云林教授长期以来从事门脉高压症出血的内镜检查与治疗，抢救了无数危重患者，也积累了丰富的临床经验；结合自己多年临床实践的经验体会，吴云林教授及其带领下的团队还对部分操作技术作了合理的改进，包括食管和胃静脉曲张的皮圈水平型结扎治疗法、皮圈双环结扎治疗法、皮圈结扎同时联用硬化剂治疗以及黏合剂联用硬化剂消退胃曲张静脉瘤等，提出了既切合临床实际、又具有良好疗效的门脉高压出血按需治疗的理念，受到临床同行与患者的高度肯定与普遍接纳，并推进了该领域的学术与临床工作；在此基础上，创建了上海市医学会食管和胃静脉曲张治疗学会，为上海和全国培养了大量专业人员和技术骨干。

我相信，《门脉高压出血的内镜按需治疗》的出版将对相关医、教、研人员甚有裨益，值得临床工作者参考、借鉴，也必将进一步推动门脉高压研究工作的深入开展。

上海交通大学医学院附属瑞金医院

朱正纲

序　三

　　吴云林教授是我国消化学界著名的门脉高压出血的治疗专家，不仅医术精湛，且为人热情恳切，乐意助人，深受病家的欢迎和好评。他跟随业师江绍基院士、粟原稔教授、萧树东教授和徐家裕教授多年，刻苦钻研医学科学技术，尤其对深深困扰中国众多肝硬化患者的门脉高压食管和胃静脉曲张出血治疗有深入的临床研究。今次奉献的《门脉高压出血的内镜按需治疗》是根据他多年的体会与经验编撰而成，以实例为凭，介绍以简便的内镜治疗技术取得有效的消退曲张静脉甚至维持长期不出血，为外科断流、分流及肝移植等治疗争取了时间和机会。这些技术与经验值得学习和推广，以便进一步提高门脉高压出血的临床治疗水平。

　　我们先睹为快，乐意向全国同道们推荐。

解放军沈阳军区总医院

夏玉亭

第三军医大学西南医院

房殿春

前　言

　　卫生部行业科研基金设立的全国重点课题——门脉高压症治疗方法的合理选择与推广应用，项目负责人北京大学人民医院的朱继业教授和刘玉兰教授邀请我承接内镜治疗门脉高压出血及消退食管和胃曲张静脉的研究，这是一项非常有意义的临床工作。在他们及友人夏玉亭、房殿春教授和上海交通大学医学院附属瑞金医院李宏为、朱正纲两任院长的鼓励下，借此机会将本人三十多年来积累的经内镜治疗门脉高压出血的经验、体会奉献给诸多同行参考。

　　作为消化内科的专业医师，门脉高压患者的食管和（或）胃静脉曲张破裂出血的处理是每天必须应对的工作。多年的临床实践发现，应用血管活性药物如特利加压素、生长抑素及其类似物甚至三腔二囊管压迫止血后，没有后续降门脉压力治疗或内镜干预治疗者，往往在近期内会发生再出血；但若出血后施行内镜下硬化剂注射、皮圈结扎术或黏合剂治疗的，近期内再出血的发生率则大大下降，这就为改善患者全身病况、择期行外科断流、分流甚至肝脏移植等治疗创造了有利条件。事实也已证明，由于门脉高压的客观存在，要求经内镜治疗完全消除食管和（或）胃静脉曲张并维持长期消除是不现实的；根据患者的需求和意愿，以不出血或少出血为目标，间隔一定时间施行内镜下的曲张静脉治疗是可行且有效的，便积极开展并试行普及系列的相关治疗方法；实践的同时也逐渐建立了按需治疗的理念。

本人在三十多年的食管和胃静脉曲张内镜治疗的临床实践中，总结了黏合剂联用硬化剂治疗胃静脉曲张特别是 IGV-1 型胃静脉曲张，以及水平型皮圈结扎和皮圈双环结扎的治疗方法，推动了内镜治疗技术的发展。由本人创建的上海市医学会食管胃静脉曲张治疗学会，经过二十多年的努力，在普及和推广内镜治疗食管和胃静脉曲张及出血方面作出了巨大贡献，抢救了大量的危重病患者。

本书以实例为证，详细介绍相关诊断和治疗的体会与经验，希望对内科和外科的同道们针对门脉高压特别是食管和胃静脉曲张出血的治疗有所裨益。许多专家及同道对我在 1996 年出版的《食管和胃静脉曲张出血的现代治疗》提出了诸多恳切的修改意见，在此一并致以诚挚的谢意。

中国中西医结合消化病学会副主任委员
上海医学会消化内镜学会名誉主任
上海交通大学瑞金医院北院消化科主任

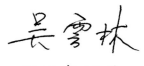

2013 年 12 月

目 录

1 门脉高压出血合理的内镜按需治疗

◎ 不同原因的门脉高压症，特别是肝硬化门脉高压食管和（或）胃静脉曲张破裂出血患者，经过血管活性药物或三腔二囊管压迫止血后，应该尽可能地施行内镜下对曲张静脉的干预治疗［包括皮圈结扎 (EVL)、硬化剂注射 (EIS) 或黏合剂治疗］

◎ 大量资料证明食管和（或）胃静脉曲张破裂出血者内镜治疗后 3～12 个月不出血，病况明显好转，适合外科相关治疗者大大多于未行内镜治疗者

◎ 临床上患者通常很难坚持定期、多次且终身重复的内镜治疗直至曲张静脉完全消失

◎ 即使曲张静脉完全消退，只要门脉高压症存在，经过一定时间后，食管和（或）胃静脉曲张的原治疗处、近旁或其他部位仍将出现静脉曲张

◎ 临床经验：即使患者仅接受一两次的内镜治疗，近期再出血的概率也低于未行治疗者，部分患者甚至可长期维持不出血

◎ 根据患者需求与意愿选择和开展内镜下相关治疗，以较小的代价取得较好疗效的新概念——按需治疗

1

1.1 胃静脉曲张黏合剂—硬化剂治疗 5 年后行食管皮圈结扎术

　　张某，男，58 岁，上海市人。2007 年 11 月因肝炎后肝硬化伴胃底静脉曲张反复出血行内镜下黏合剂—硬化剂联合治疗一次，治疗后多次复查示胃曲张静脉消退。此后的 5 年半时间内无出血，全身情况良好。

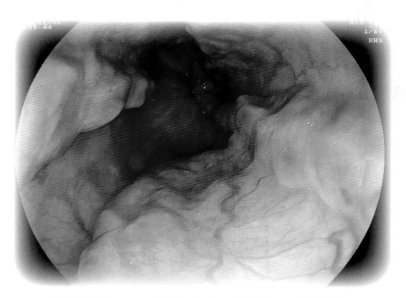

图 1.1-1　呕血、黑便经药物控制后行内镜检查

　　2007 年 11 月呕血、黑便控制后内镜检查显示：食管中下段 4 条浅蓝色曲张静脉，表面未见明显红色征及其他出血征像。

　　2013 年 5 月初出现黑便，经药物治疗控制出血后行内镜检查及治疗。

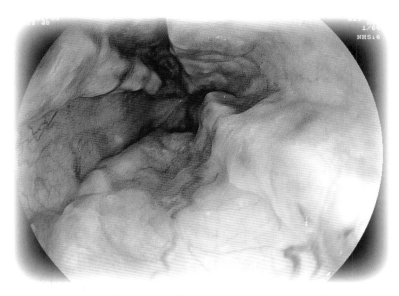

图 1.1-2　内镜富士能智能电子分光技术 (FICE) 染色观察

食管曲张静脉呈直形，未见红色征。

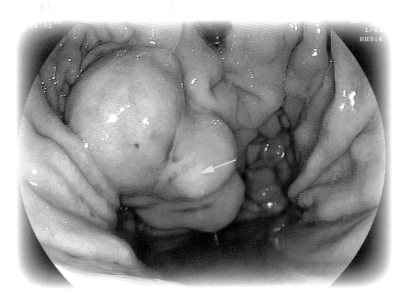

图 1.1-3　贲门胃底巨大胃静脉瘤近镜观察

贲门胃底部见巨大胃曲张静脉瘤 (4.5 cm×2.5 cm)，静脉瘤体表面见红色征及疑似出血后愈合痕 (箭头)。

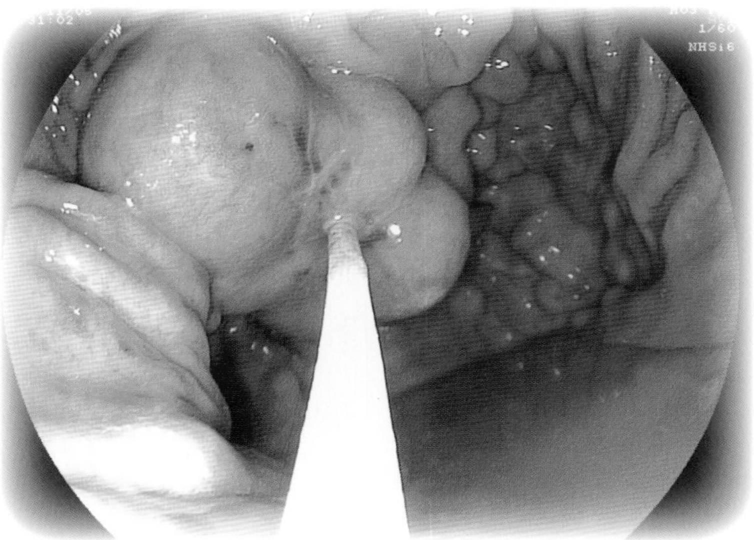

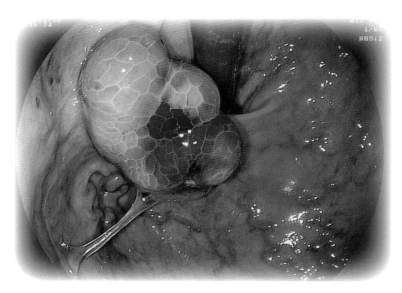

图 1.1-4　内镜治疗图像

　　内镜下穿刺胃曲张静脉瘤，在疑似出血后愈合痕近旁 1 cm 处穿刺，注入 1% 乙氧硬化醇 5 ml 及人体组织黏合剂 3 ml。

图 1.1-5　治疗后 3 天行内镜复查

　　曲张静脉瘤呈蛇皮网格样改变，黏合剂与硬化剂联合注射处可见充血发红。

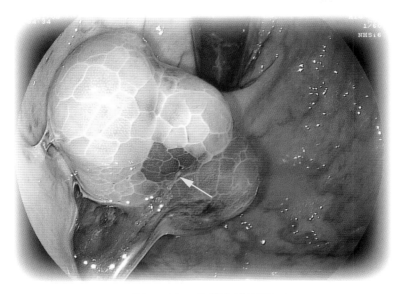

图 1.1-6　内镜复查图像

充血发红的胃曲张静脉主瘤体 6 点钟方向处见疑似溃疡样改变
（箭头）。

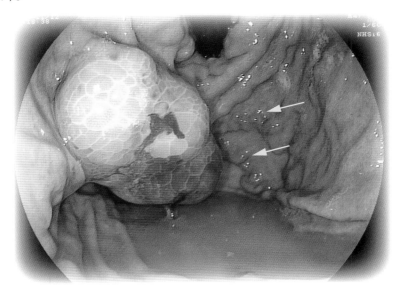

图 1.1-7　治疗后 1 周内镜复查

胃曲张静脉表面性状与之前相同，静脉瘤体后的胃体部见多条细
小、扭曲的曲张静脉（箭头）。

1

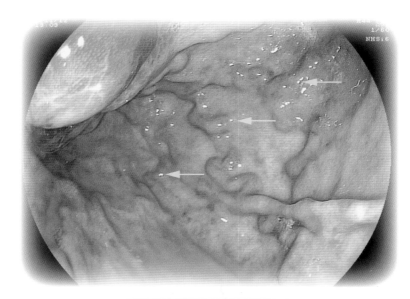

图 1.1-8　内镜复查图像

巨大胃静脉瘤下的胃黏液湖内见多条迂曲的胃曲张静脉（箭头）。

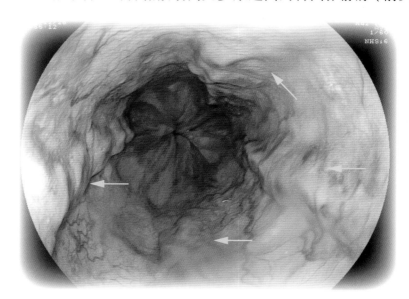

图 1.1-9　治疗后 50 天再行内镜复查

食管中下段仍见 4 条（箭头）静脉曲张，曲张静脉间可透见细小的血管交通支。

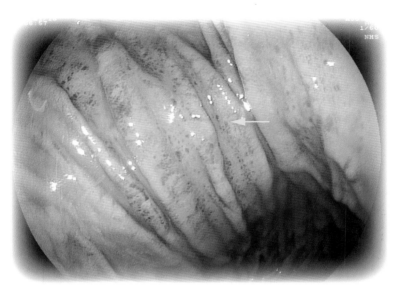

图 1.1–10　内镜复查图像

胃体部出现散发的门脉高压性胃病的出血样斑点（箭头）。

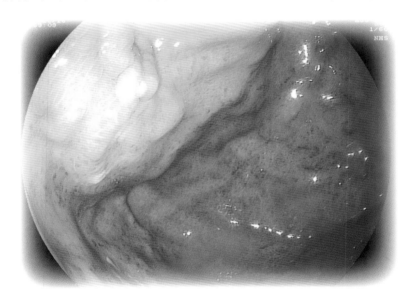

图 1.1–11　内镜复查图像

巨大胃底曲张静脉瘤完全消失，局部胃黏膜略呈增粗肥厚状。

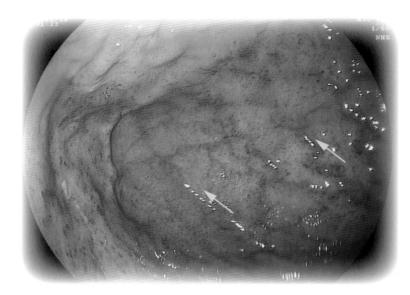

图 1.1-12　内镜复查图像

胃黏液湖底及近旁的曲张静脉亦在消退中（箭头）。

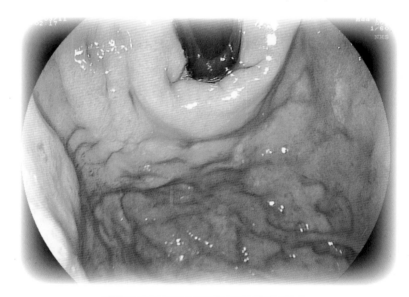

图 1.1-13　2008 年 3 月内镜复查

内镜下未见胃曲张静脉瘤。

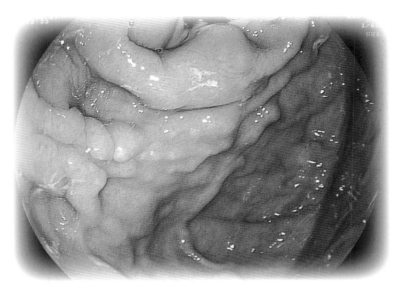

图 1.1-14　治疗 1 年后内镜复查（2008 年 11 月）

未见胃曲张静脉再现，患者一般状况良好。

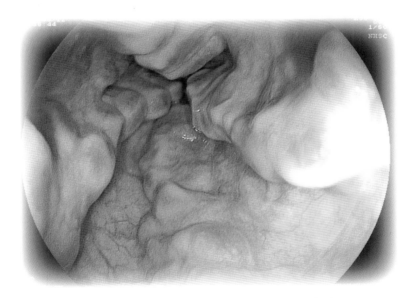

图 1.1-15　内镜治疗 4 年 7 个月后内镜复查

食管静脉曲张明显（2012 年 6 月），患者无不适，亦无临床出血。

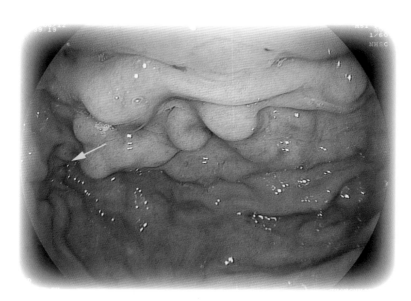

图 1.1–16　内镜复查图像

前壁方向胃底原巨大曲张静脉瘤处黏膜呈塌陷状，中央黏膜处又现条索状小静脉（箭头）。

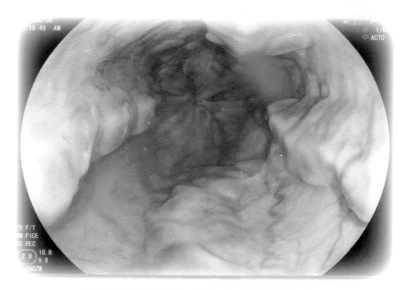

图 1.1–17　内镜治疗 5 年 6 个月后复查

2013 年 5 月初出现黑便。药物止血治疗后择期行富士 EPK 4450HD 内镜检查，食管见 4 条明显曲张静脉。

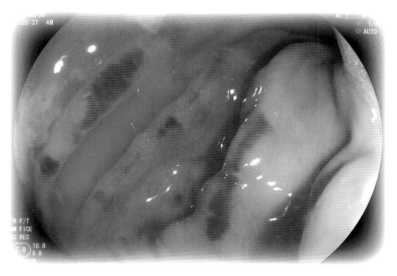

图 1.1-18　内镜观察图像

胃体黏膜呈糜烂出血样的门脉高压性胃病。

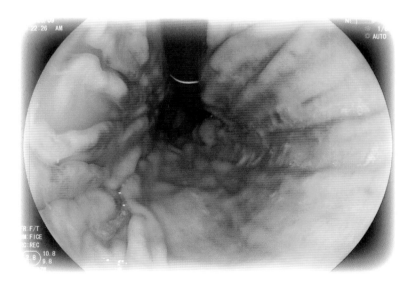

图 1.1-19　U 形倒镜下观察

胃体部黏膜的出血性红斑呈西瓜条纹状。

1

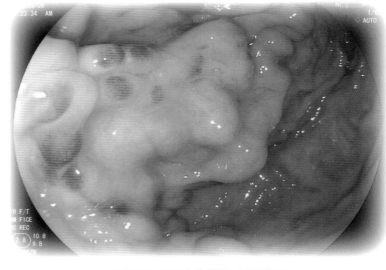

图 1.1–20　内镜检查图像

贲门至胃底部见散发结节状胃曲张静脉，表面有出血花斑。

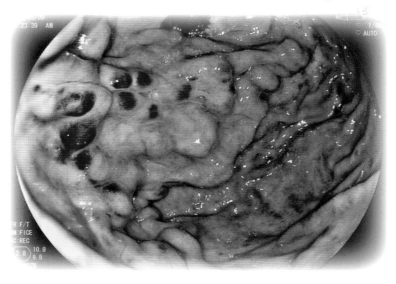

图 1.1–21　内镜 FICE 染色观察

清晰显示胃底曲张静脉的范围及紫葡萄色的门脉高压性胃病。

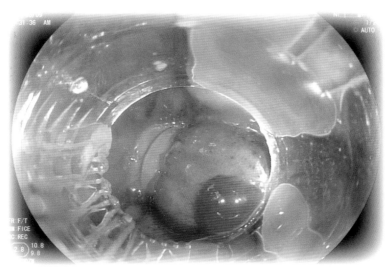

图 1.1-22 内镜下套环内观察

鉴于并无胃曲张静脉出血依据，而食管静脉曲张明显且 6 年来从未治疗，遂行食管粗大的曲张静脉皮圈双环结扎。

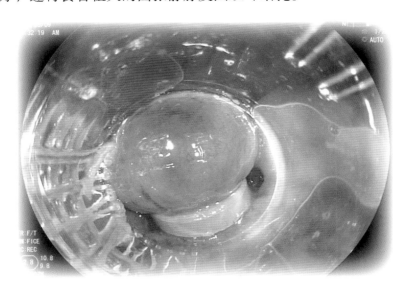

图 1.1-23 内镜下套环结扎操作

再行对侧曲张静脉的皮圈结扎治疗。

①

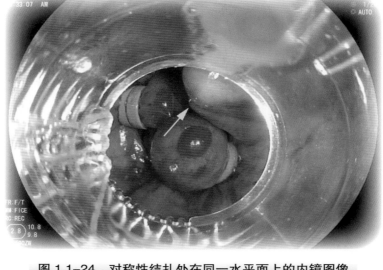

图 1.1-24　对称性结扎处在同一水平面上的内镜图像

2 条曲张静脉水平型结扎后，粗大曲张静脉尚待结扎（箭头）。

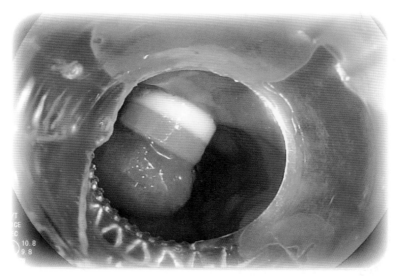

图 1.1-25　内镜下观察结扎点

对 2 点钟方向的粗大曲张静脉再行双环结扎治疗。

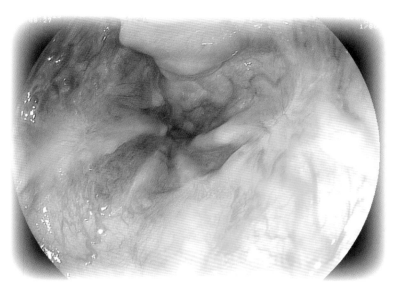

图 1.1-26　结扎治疗 38 天后内镜复查

除 12 点钟方向仍有明显曲张静脉外，其余 3 条曲张静脉瘢痕形成，消退明显。

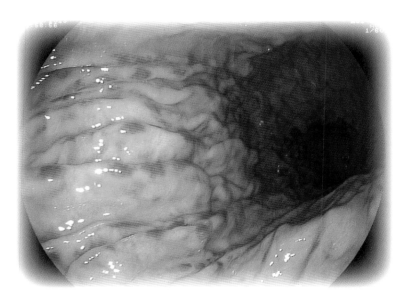

图 1.1-27　内镜复查图像

胃体部黏膜广泛性出血样红斑，提示门脉高压性胃病。

①

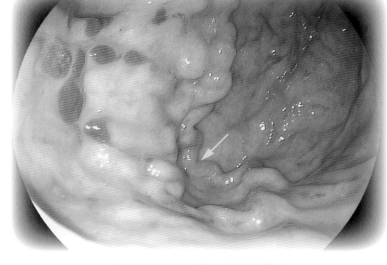

图 1.1-28　内镜复查图像

胃底苍白略塌陷黏膜为 2007 年 11 月黏合剂—硬化剂联合注射后胃曲张静脉消退处，旁侧可见轻度再发的扭曲形的曲张静脉（箭头）。

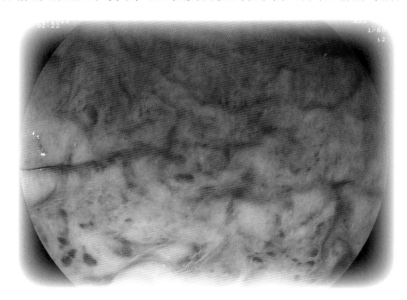

图 1.1-29　内镜复查图像

胃窦体交界部亦见大量出血样红斑。

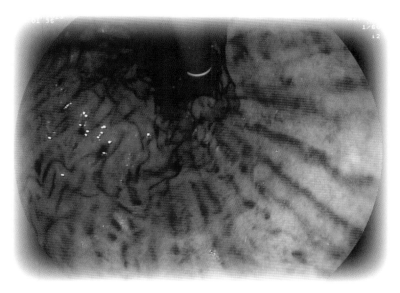

图 1.1-30　U 形倒镜下观察胃体胃底及贲门部

胃体、胃底部出血样红斑呈西瓜纹理状。

鉴于黏合剂—硬化剂以及皮圈结扎治疗后食管和胃曲张静脉有效消退，但产生严重的门脉高压性胃病的情况，除应用普萘洛尔外，建议施行分流手术或 TIPS 治疗。

述评　患者因肝炎后肝硬化，导致门脉高压巨瘤样胃静脉曲张破裂多次出血，2007 年 11 月内镜下黏合剂联用硬化剂注射治疗 1 次，巨大的胃曲张静脉消退达 5 年余，且无临床再出血，疗效明显且持久。2013 年 5 月因食管静脉曲张出血，择期内镜下皮圈双环结扎治疗，食管曲张静脉消退，临床出血停止。本例患者的临床治疗过程表明，食管及胃静脉曲张经内镜治疗后的有效消退，可导致门脉高压性胃病的产生或加重，部分患者可产生上消化道出血；除应用普萘洛尔外，应施行分流手术或 TIPS 治疗；有条件时应行肝脏移植手术．这种根据临床实际情况和患者意愿开展的按需治疗应该积极提倡。

1.2 食管静脉曲张出血单次皮圈结扎后14年未出血

刘某，男，48岁，江西省人。血吸虫性肝硬化30年，1991年行脾脏切除手术；1998年底起反复多次出现呕血、黑便；1999年3月在南昌市择期行内镜下皮圈结扎治疗，所见4条食管曲张静脉均行结扎，创面理想。患者恢复良好，尽管胃镜复查仍然存在食管静脉曲张，但此后的14年间无出血，从事日常工作，正常生活。

2013年3月因CT检查示明显食管静脉曲张拟行第二次内镜治疗。

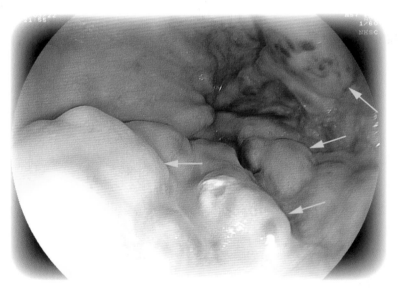

图 1.2-1　皮圈结扎治疗 14 年后的内镜复查

食管中下段见4条明显曲张静脉，形态呈结节扭曲状（箭头）。

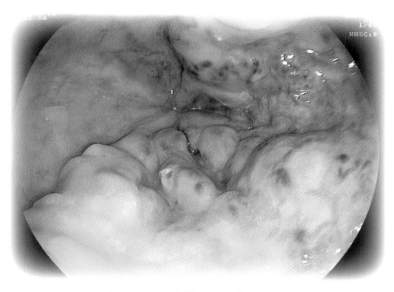

图 1.2-2　内镜 FICE 染色观察

食管曲张静脉表面散见红色征。

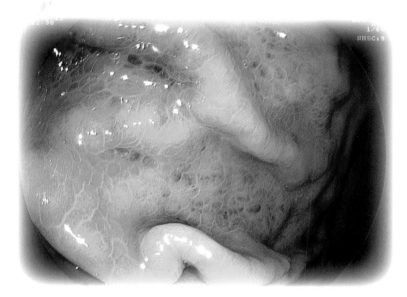

图 1.2-3　内镜检查图像

胃体前壁的胃黏膜呈门脉高压性胃病的花斑网格状。

①

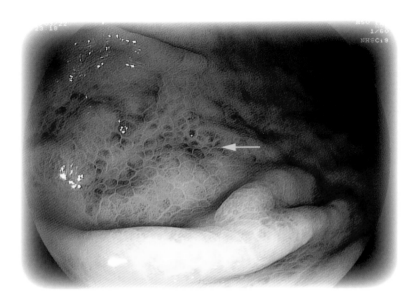

图 1.2-4　内镜检查图像

胃体大弯侧黏膜亦见花斑网格状的门脉高压性胃病，部分黏膜呈出血样红斑（箭头）。

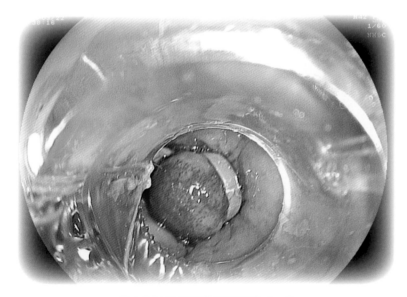

图 1.2-5　内镜下套环治疗

内镜下对曲张静脉行 Speedband 皮圈结扎治疗。

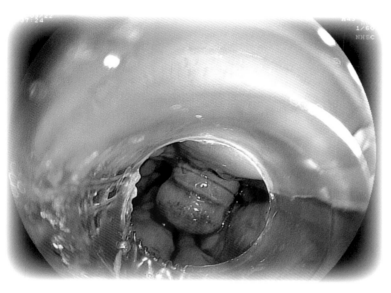

图 1.2-6　内镜下套环治疗

　　粗大的曲张静脉行皮圈双环结扎治疗，皮圈结扎治疗完毕，内镜下所有结扎点无出血，遂结束治疗；术后继续临床随访复查。

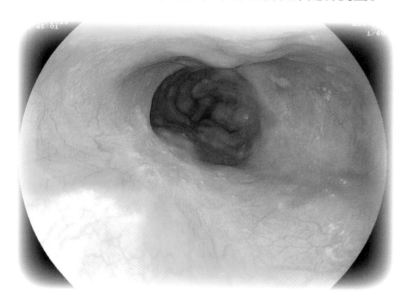

图 1.2-7　治疗后 2 个半月的内镜复查 (2013 年 7 月 15 日)

　　结扎后的曲张静脉全部消退，食管黏膜光整。

1

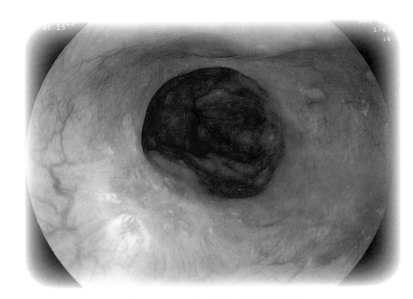

图 1.2-8　内镜 FICE 染色观察

可清晰辨认出 7 点钟方向的皮圈结扎瘢痕。

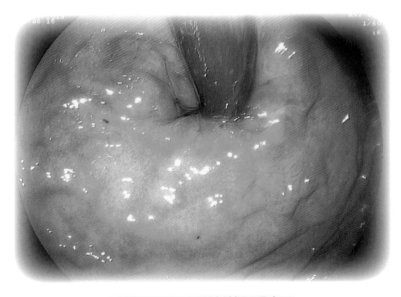

图 1.2-9　U 形倒镜下观察

未见贲门部明显静脉曲张。

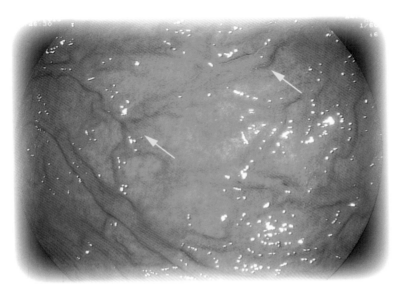

图 1.2-10　U 形倒镜下观察

胃底部散见迂曲交汇的轻度曲张静脉（箭头）。

述评　本例患者的临床过程表明，食管静脉曲张破裂反复出血后经单次皮圈结扎治疗也能维持长期不出血，提示在预防再出血方面并非必须全部消除食管曲张静脉。应该对诸多此类存有静脉曲张，但经内镜一次或数次治疗后长期不出血的患者开展研究，摸索治疗方法，总结出有效的临床经验。

1.3　食管静脉曲张破裂出血硬化剂单次治疗后 23 年未出血

　　项某，男，71 岁，上海市人。血吸虫性肝硬化，1967 年因脾功能亢进行脾脏切除手术。1989 年 3 月多次发生食管静脉曲张破裂出血，在上海瑞金医院行内镜下 1% 乙氧硬化醇注射治疗；治疗后 23 年余一直无出血。2012 年 8 月 CT 及内镜提示食管和胃底明显静脉曲张，为预防再出血拟行内镜下第二次硬化剂治疗。

1

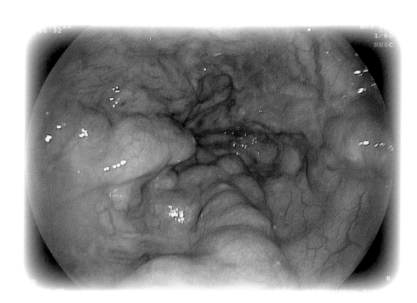

图 1.3-1　食管静脉曲张的内镜检查

首次内镜硬化剂注射治疗后 23 年余，内镜下食管中下段见明显的浅蓝色、结节扭曲状曲张静脉。

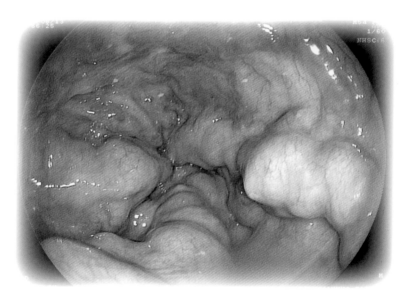

图 1.3-2　内镜 FICE 染色观察

曲张静脉表面隆起结节状，未见糜烂和红色征。

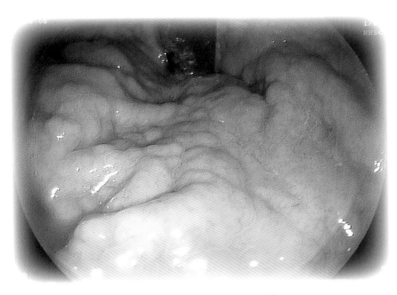

图 1.3-3　U 形倒镜下观察

贲门及胃体部未见明显曲张静脉；胃黏膜呈颗粒及小卵圆石形，为轻度门脉高压性胃病的一种表现。

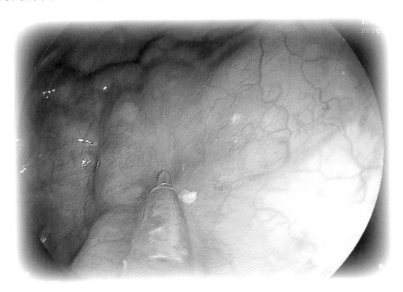

图 1.3-4　食管静脉曲张硬化剂注射治疗

由曲张静脉旁黏膜进针，斜向穿入曲张静脉内，注入 1% 聚桂醇硬化剂。

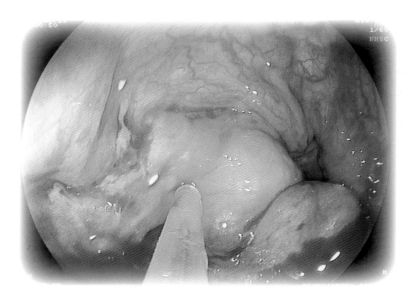

图 1.3-5　内镜治疗图像

对另一条曲张静脉直接穿刺注入硬化剂。注射针下方为刚作了硬化剂治疗后，注射针孔的少量渗血。

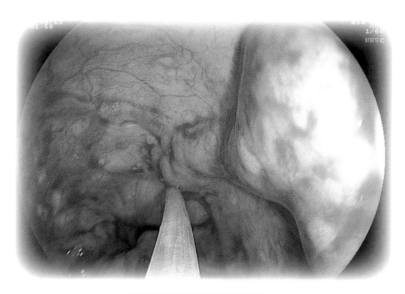

图 1.3-6　内镜治疗图像

食管所有曲张静脉注射硬化剂后，观察注射点无出血，遂结束治疗，该患者术后恢复良好。

述评　本例肝硬化门脉高压患者，脾功能亢进行脾脏切除后发生多次食管静脉曲张破裂出血，内镜下对曲张静脉作硬化剂单次注射治疗后长期未出血；为预防再出血，间隔23年后由原来的经治医生行第二次内镜硬化剂治疗。患者术后表示他本人及其他患者乐意接受这种长间隔的内镜治疗方法，并抱有很高的期盼。该患者仍在临床随访中。

1.4　脾切除断流术后出血食管静脉曲张结扎后长期不出血

裘某，男，49岁，浙江省人。乙型肝炎后肝硬化患者，2006年5月因反复呕血，内科治疗无效行脾脏切除断流手术。手术后仍然反复呕血，2007年11月初再次发生食管静脉曲张破裂大量呕血，经血管活性药物治疗控制出血后，择期行内镜治疗。

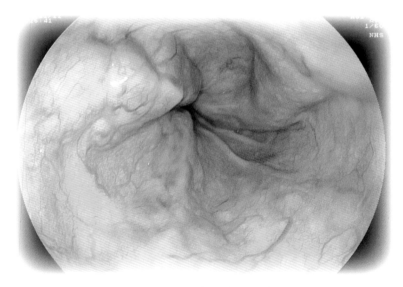

图 1.4–1　内镜检查图像

食管下端见4条明显曲张静脉。

1

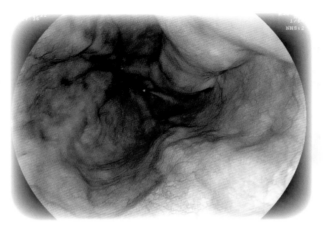

图 1.4-2　内镜 FICE 染色观察

食管曲张静脉呈结节及轻度迂曲状。

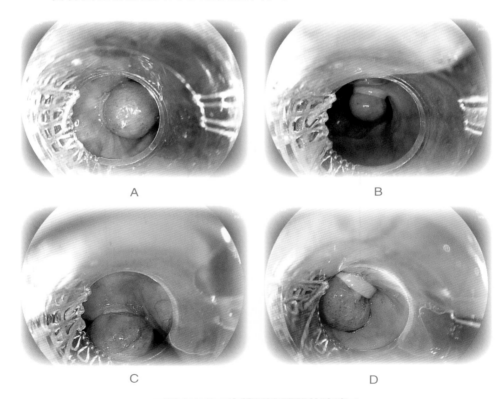

图 1.4-3　内镜下皮圈结扎治疗

A、B、C、D—分别对 4 条曲张静脉行结扎，术后恢复良好

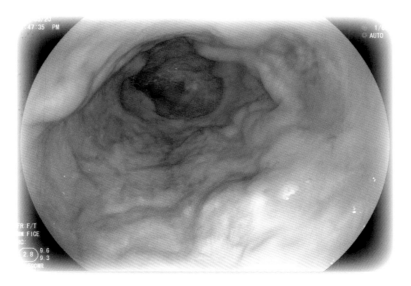

图 1.4-4　治疗 5 年半后内镜复查

患者长期服用普萘洛尔及少量保肝药，一般状况良好，参加正常工作，5 年半内无出血。2013 年 5 月复查，食管下端见多条交汇的曲张静脉。

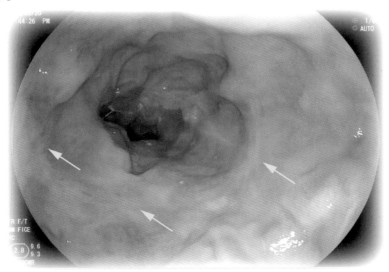

图 1.4-5　内镜检查图像

内镜下 4 点钟、7 点钟及 9 点钟方向见 5 年多前结扎治疗留下的瘢痕（箭头）。

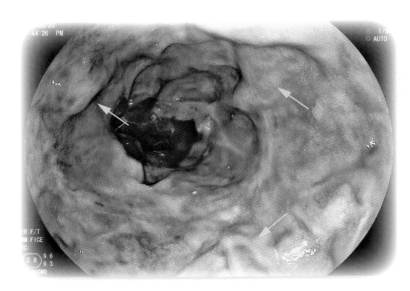

图 1.4-6　内镜 FICE 染色观察

可见结扎瘢痕及周边残留、衍生的曲张静脉（箭头）。

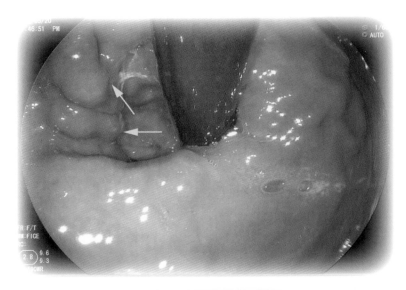

图 1.4-7　内镜复查图像

贲门部仅见轻度曲张静脉延伸段（箭头）。

述评 患者因反复发生食管静脉曲张破裂出血,施行外科脾脏切除和断流手术,但术后仍多次大量呕血。经内镜单次皮圈结扎治疗后,尽管仍存在曲张静脉,但5年6个月未发生出血,其中确切原因不明。由此认为此类患者可以根据本人意愿,适当延长内镜治疗的间隔时间(如1~2年)。

1.5 三腔管压迫后黏合剂止血治疗及外科断流术

钟某,女,64岁,上海市人。肝炎后肝硬化患者,2012年4月下旬后的3周中反复呕血、便血及大量腹腔积液入院。血管活性药物控制出血约36小时后行内镜检查与治疗。

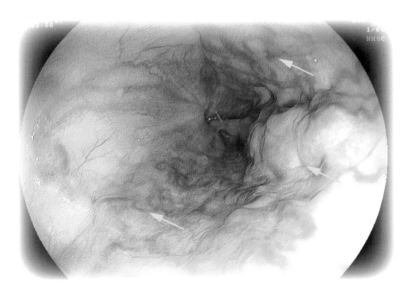

图 1.5–1 内镜检查图像

食管下端可见多条曲张静脉及交通支(箭头)。

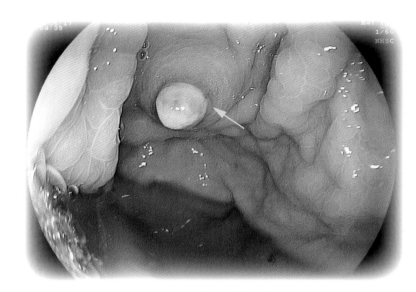

图 1.5-2　内镜检查图像

贲门下可见胃曲张静脉及近期破裂口形成的白色血栓（箭头）。

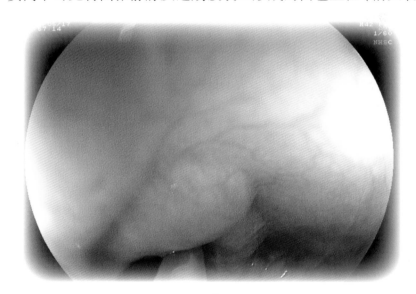

图 1.5-3　内镜下硬化剂治疗

患者接受了单纯食管曲张静脉硬化剂聚桂醇注射治疗。

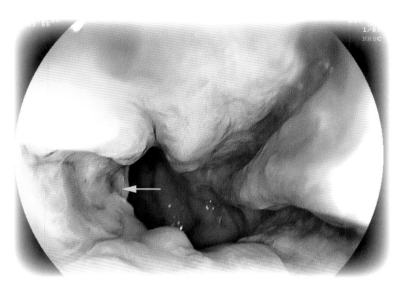

图 1.5-4　硬化剂注射后再出血的内镜检查与治疗

硬化剂治疗 4 天后，患者再次发生大量呕血；三腔管压迫止血后再次内镜检查见前壁部三腔管压迫造成的食管大溃疡（长 5 ~ 6 cm，宽约 1.5 cm；箭头）。

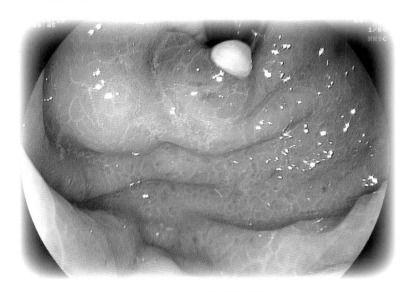

图 1.5-5　内镜下图像

贲门部又见原胃曲张静脉及溃破处的白色血栓。

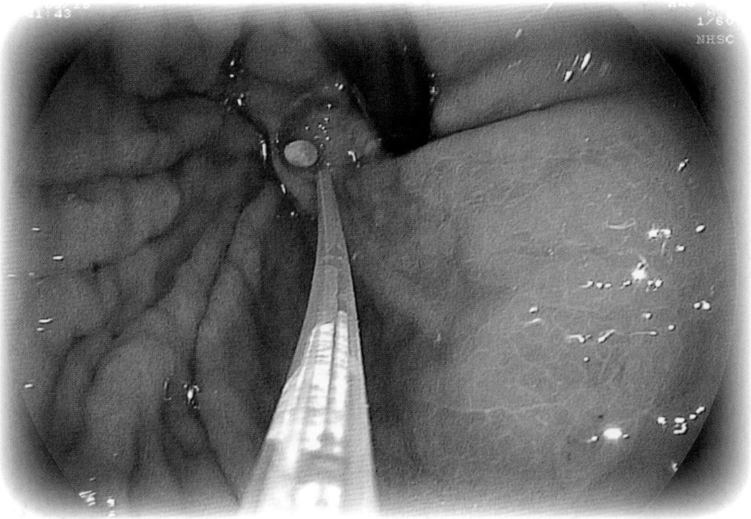

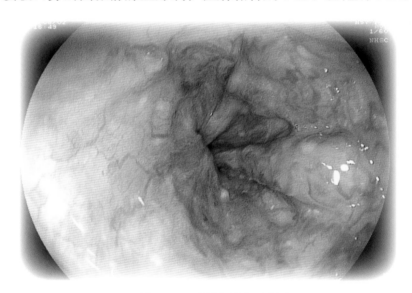

图 1.5-6　内镜下黏合剂—硬化剂治疗图像

溃破口旁的曲张静脉上穿刺，注射黏合剂 3 ml、硬化剂 5 ml。

图 1.5-7　内镜复查图像

黏合剂—硬化剂联合治疗后，患者恢复顺利出院。2 个月后的内镜复查仍见食管曲张静脉。

贲门部曲张静脉瘤体缩小，表面大溃疡形成（图 1.5-8）。

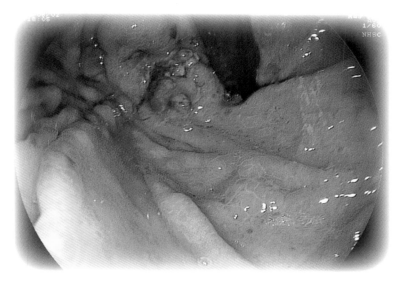

图 1.5-8　内镜复查图像

服用普萘洛尔及保肝药基础上，联用质子泵抑制剂和胃黏膜保护剂，拟择期行外科手术治疗。

述评　本患者出血后寻找到胃曲张静脉及新近出血的白色血栓，考虑经济原因及出血已停止而未行黏合剂治疗，数天后再次大出血。行内镜下黏合剂—硬化剂注射治疗后出血停止，胃曲张静脉逐渐消退，肝脏功能改善，全身状况逐渐好转，5 个月后择期成功地施行外科断流手术，术后恢复良好。这种根据患者实际情况采取相应对策的按需治疗模式值得探索。

2 消除食管静脉曲张的水平型 结扎治疗

◎ 食管各条曲张静脉旁及黏膜下互有静脉交通支

◎ 近 20 年的临床实践表明，传统的食管静脉曲张内镜皮圈螺旋上升形结扎的治疗方法，往往不能迅速、有效地消除食管静脉曲张，需要多次结扎以及联用硬化剂治疗才能奏效

◎ 探索性采用内镜下皮圈水平型结扎的方法，结果表明曲张静脉消退迅速，且未见食管狭窄等并发症的发生，值得深入研究、长期随访

2.1 水平型单次结扎治疗食管静脉 曲张迅速消退

王某，男，58 岁，福建省人。肝炎后肝硬化门脉高压且反复呕血、黑便并伴有明显腹腔积液，肝功能 Child-Pugh C 级；脾脏肿大伴脾功能亢进。经内科治疗，急性出血得以有效控制；外科会诊认为无手术指征，建议行内镜下食管曲张静脉结扎治疗。

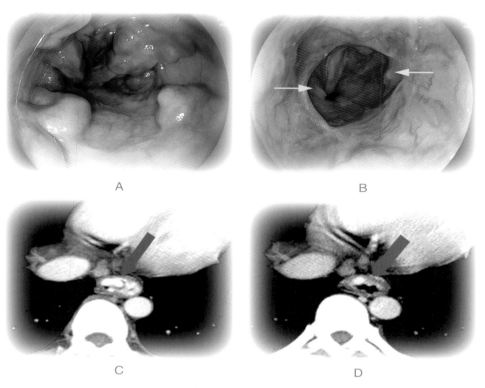

图 2.1-1　食管静脉曲张水平型结扎图像

　　A—食管下段见 4 条粗大的曲张静脉，呈扭曲及结节状（治疗前）；B—对 4 条粗大曲张静脉在同一水平线上行皮圈结扎。1 个月后复查见 4 个水平结扎点均形成瘢痕，曲张静脉消退，瘢痕下方见短端状残留静脉（箭头，治疗后）；C—结扎治疗前 CT 图像显示食管多发结节状突入管腔的曲张静脉（治疗前）；D—水平型皮圈结扎治疗后，CT 图像显示食管曲张静脉显著消退

　　述评　**内镜下螺旋形皮圈结扎治疗曲张静脉消退效应缓慢，原因为螺旋形结扎点间的食管黏膜下往往存有小的侧枝循环静脉；同一水平面上的皮圈结扎能完全阻断这些小的侧枝循环静脉，皮圈结扎后瘢痕上方的食管曲张静脉往往全部消退，瘢痕下方即使留有部分曲张静脉，应用硬化剂注射治疗亦简便有效。**

2

2.2 食管静脉曲张皮圈结扎点的选择与治疗

沈某，男，58岁，浙江省人。肝硬化门脉高压患者，曾多次发生食管静脉曲张破裂出血，2000年行脾脏切除及断流手术；术后又多次发生食管静脉曲张破裂出血；2013年3月拟行内镜下检查及皮圈结扎治疗。

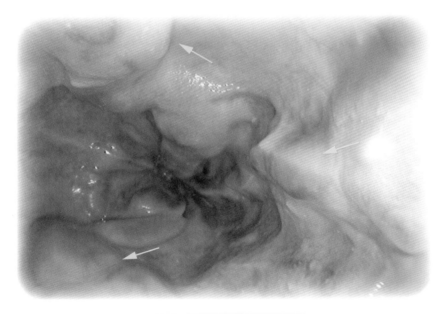

图 2.2-1　内镜检查图像

可见食管下段4条曲张静脉，其中12点钟、3点钟及7点钟方向为重度静脉曲张（箭头）。

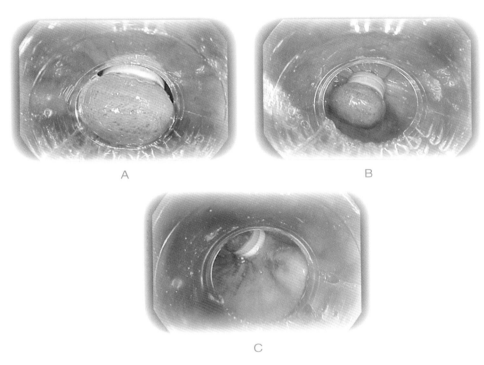

图 2.2-2　内镜下套环治疗

A—对 12 点钟方向的粗大曲张静脉行双环皮圈结扎治疗；B—对 3 点钟方向的曲张静脉行皮圈双环结扎治疗；C—然后再对 7 点钟方向的曲张静脉行皮圈双环结扎治疗

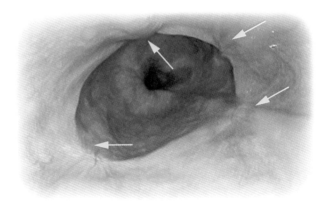

图 2.2-3　结扎治疗后 3 周内镜复查

　　治疗后恢复良好。3 周后行复查，内镜下见水平型皮圈结扎的 4 点（箭头），皮圈已经脱落，结扎点均已形成瘢痕。

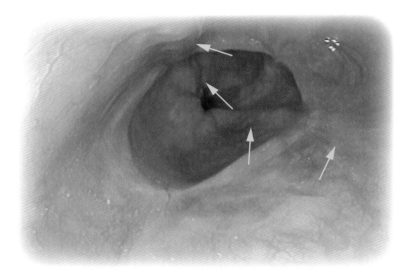

图 2.2-4 治疗后内镜下观察

上提内镜，结扎点均已形成瘢痕的两侧隐约可见残留的条状轻度曲张静脉（箭头）。

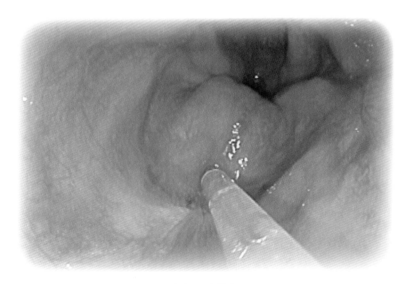

图 2.2-5 内镜治疗图像

内镜下对大弯结扎处瘢痕下方的残留静脉端行硬化剂治疗，注入1% 聚氧乙烯月桂醇醚（聚桂醇）5 ml。

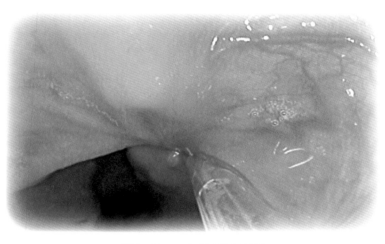

图 2.2-6 内镜治疗图像

对小弯侧结扎处瘢痕下方的残留静脉端注射聚桂醇 4 ml。

述评 迅速有效地消退甚至消除曲张静脉能预防或减少再出血。传统的内镜螺旋形皮圈结扎术不能有效消退曲张静脉的原因应包括存有静脉交通支的缘故。试验性水平型皮圈结扎术能有效离断曲张静脉及其交通支，可明显减少内镜结扎次数。食管静脉曲张的水平型结扎治疗前建议先行内镜观察，特别是选择的结扎点之间必须保持一定的间距，从而能避免皮圈结扎引起瘢痕狭窄等并发症。

2.3 硬化剂注射后再出血，改行内镜 水平型皮圈结扎治疗

姚某，女，73 岁，上海市人。肝炎后肝硬化门脉高压患者，2010年初以来的 3 年中反复呕血、便血，伴有腹腔和胸腔积液。全身状况很差，无法施行外科手术。2013 年 2 月末再次大量呕血，曾行三腔二囊管压迫止血；3 月 21 日行内镜下硬化剂注射治疗。5 月 3 日因再次呕血、

黑便入院，经内科积极治疗控制了急性出血，5月8日行第二次内镜检查和治疗。

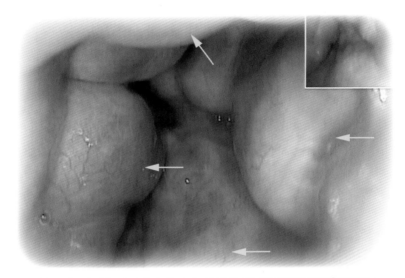

图 2.3-1　2013 年 3 月 21 日出血停止后择期内镜检查

食管中下段见粗大、结节状的 4 条曲张静脉（箭头）。

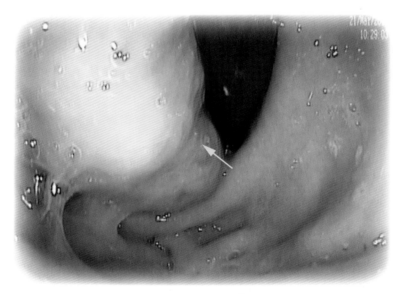

图 2.3-2　内镜检查图像

贲门部可见由食管延伸而来的粗大的曲张静脉（箭头）。

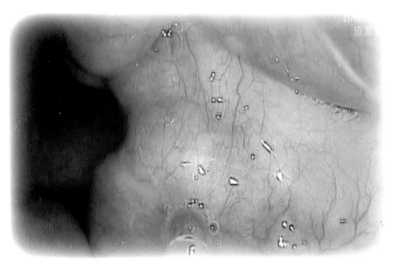

图 2.3-3　内镜治疗图像

内镜下对所有曲张静脉行静脉内硬化剂聚桂醇注射，注射总量 40 ml；术后恢复良好。

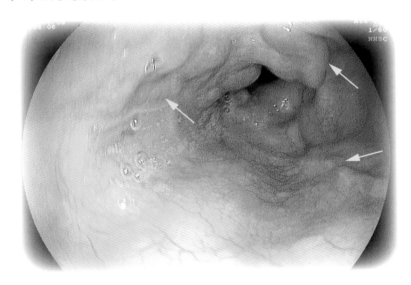

图 2.3-4　硬化剂治疗后内镜复查

硬化剂治疗后 43 天，患者因再次呕血入院。控制急性出血后，内镜检查中 5 点钟方向瘢痕形成，其上方 11 点钟及 1 点钟方向仍为明显的食管静脉曲张。

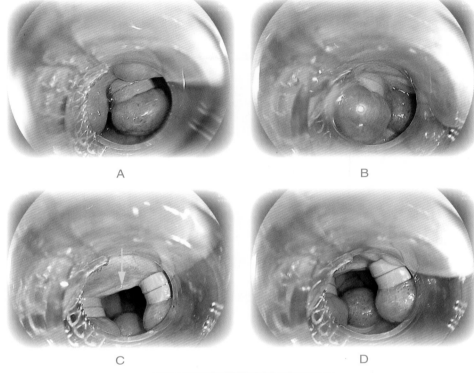

图 2.3-5　内镜下套环治疗

A—决定改行结扎治疗；首先对 1 点钟方向的曲张静脉行皮圈双环结扎；B—然后对 11 点钟方向的曲张静脉行双环皮圈结扎；C—皮圈结扎操作时有意识地将结扎点往左右两侧牵拉，使相邻的曲张静脉结扎点（箭头）保持一定的距离；D—再对大弯侧残留的轻度曲张静脉结扎。三条曲张静脉的结扎点位于同一水平线上，但相互间保持一定的间距，这是皮圈水平型结扎治疗中应该坚持的

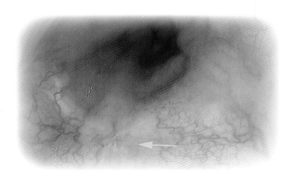

图 2.3-6　1 个月后内镜复查图像

2013 年 6 月内镜复查示结扎后曲张静脉消退，表面瘢痕形成（箭头）。

2

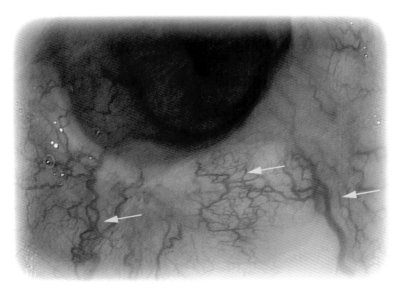

图 2.3-7　内镜 FICE 染色观察

图中可见食管壁散在的毛细血管网（箭头）。

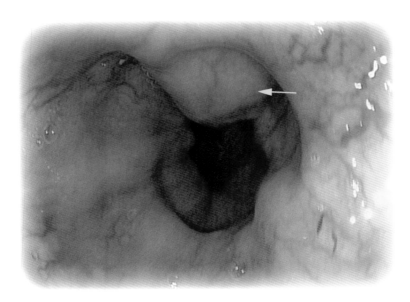

图 2.3-8　内镜复查图像

图中 12 点钟方向瘢痕下方可见明显曲张静脉残留（箭头）。

2

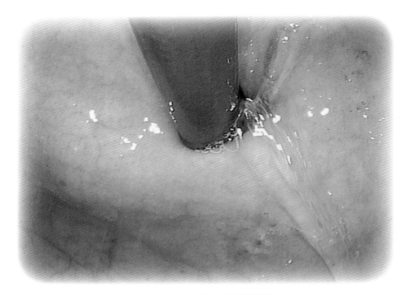

图 2.3-9　内镜复查图像

随着食管曲张静脉的消退，原贲门部的粗大曲张静脉延伸段也完全消退。

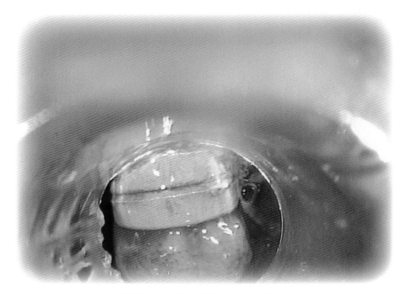

图 2.3-10　内镜下套环治疗

遂对瘢痕下方残留曲张静脉段行最后的结扎。

述评　内镜皮圈水平型结扎治疗食管静脉曲张，对消退甚至消除曲张静脉迅速有效，包括硬化剂治疗欠佳或皮圈常规单环结扎治疗后曲张静脉消退不理想者，均可选用水平型结扎治疗。为防止瘢痕后狭窄形成，本例患者内镜治疗中的往双侧牵拉的方法，对于保持结扎点间的距离至为重要。

2.4　食管静脉曲张破裂出血的内镜双环结扎

车某，男，51 岁。上海市人。乙型肝炎后肝硬化 11 年。口服抗病毒治疗 10 年。2013 年 4 月起出现大量呕血，经降门脉压力药物治疗控制了急性出血。外科等会诊认为全身状况与肝脏功能较差，无法施行外科手术，建议行内镜下有关治疗。

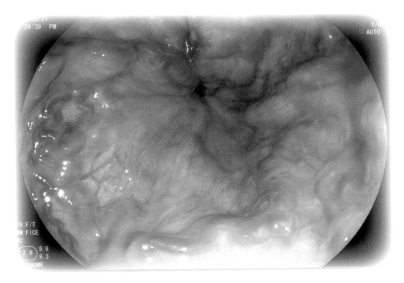

图 2.4-1　内镜检查图像

内镜下食管下段环周均为明显曲张静脉，表面为结节及扭曲状，并见红色征。

2

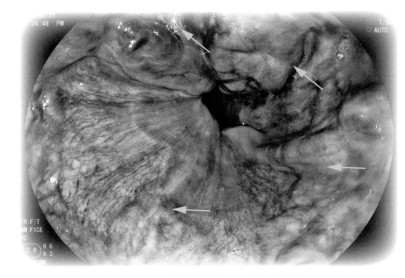

图 2.4-2　内镜 FICE 染色观察

清晰显示食管多条明显曲张静脉（箭头）。

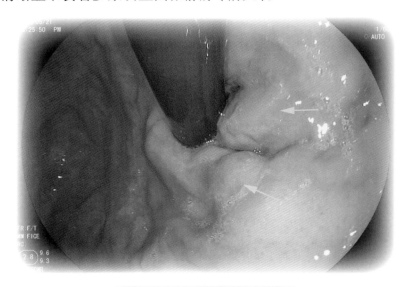

图 2.4-3　U 形倒镜下观察

上图可见到贲门部食管曲张静脉延伸段（箭头）。

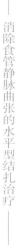

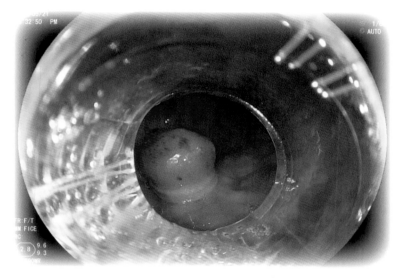

图 2.4-4　内镜下套环治疗

对大弯侧轻度曲张静脉先行皮圈结扎。

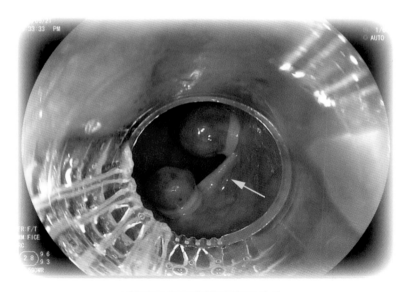

图 2.4-5　内镜下套环治疗

后壁方向曲张静脉行水平型结扎，两条曲张静脉的结扎点（箭头）间保持一定的距离。

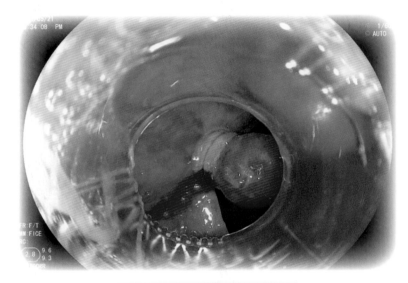

图 2.4-6　内镜下套环治疗

前壁方向重度曲张静脉行双环结扎。

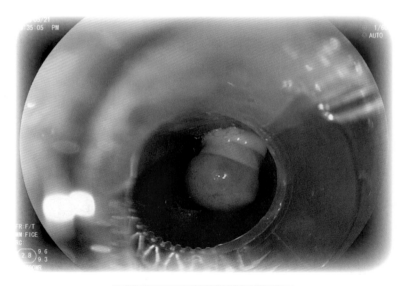

图 2.4-7　内镜下套环治疗

小弯侧粗大曲张静脉亦行皮圈双环结扎。

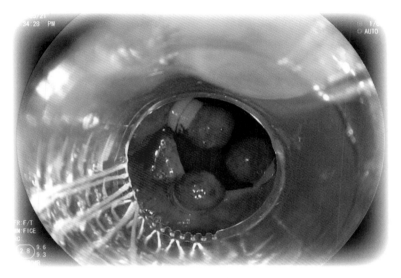

图 2.4-8

曲张静脉的皮圈结扎在同一水平线上，且均保持一定的间距。

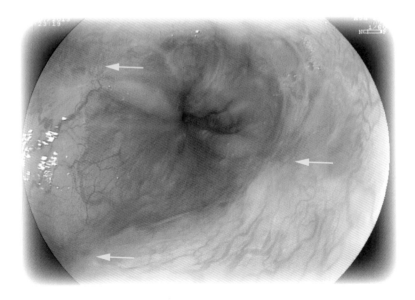

图 2.4-9　内镜皮圈水平型结扎后 40 天内镜复查

食管曲张静脉消退（箭头），原结扎处明显的瘢痕形成。

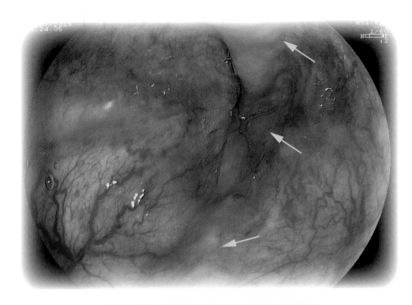

图 2.4-10　内镜 FICE 染色观察

皮圈结扎瘢痕下方可见残留静脉端（箭头）。

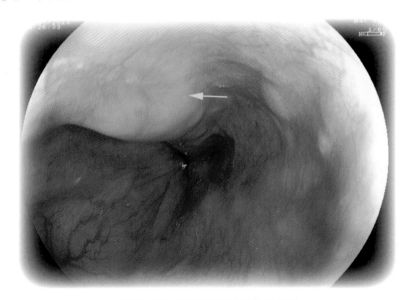

图 2.4-11　内镜复查图像

小弯偏前壁方向可见瘢痕下面的残留曲张静脉段（箭头）。

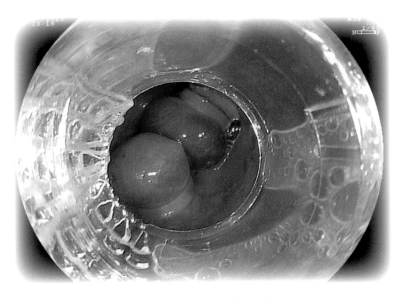

图 2.4–12　内镜下套环治疗

对两处残留曲张静脉再次行皮圈水平型结扎。

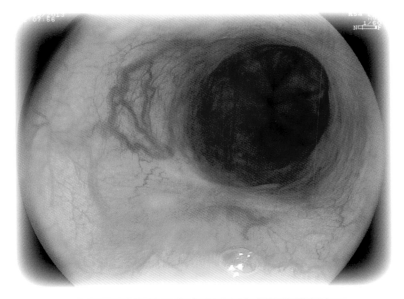

图 2.4–13　第二次治疗后 2 个月的内镜复查

2013 年 9 月 5 日，内镜下食管下段曲张静脉全部消退。

2

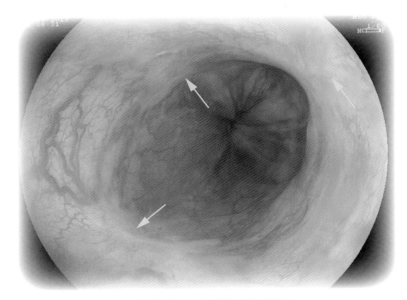

图 2.4-14　内镜复查图像

环食管四周依稀可见水平型结扎后形成的瘢痕（箭头），食管蠕动及扩展正常。

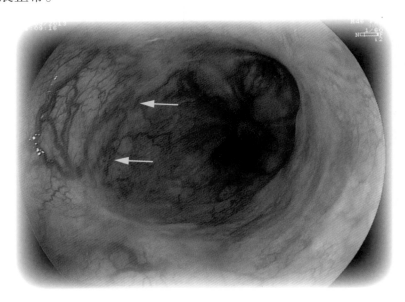

图 2.4-15　内镜 FICE 染色观察

图中显示细小的静脉侧枝（箭头）被两侧的瘢痕截断。

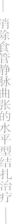

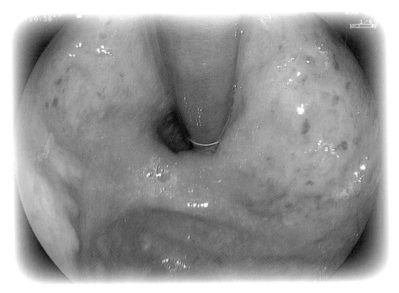

图 2.4-16　U 形倒镜下观察

贲门部原来的食管曲张静脉延伸段也随之消失；散在性黏膜出血红斑提示存有门脉高压性胃病。

述评　内镜检查结果表明，本病例的食管静脉曲张严重且静脉相互间融合并形成交通支。常规的硬化剂注射或传统的螺旋形皮圈结扎治疗的方法，需要经过 3～5 次以上的治疗仍可能未完全消除曲张静脉。采用水平型皮圈结扎治疗的方法，以同一水平的曲张静脉结扎，几乎完全阻断了食管下段黏膜表面的静脉血管，一次治疗后曲张静脉大部消退，结扎点下方残留的静脉再行水平结扎后迅速消退。这种高效、安全的消退门脉高压食管静脉曲张，预防和减少曲张静脉破裂再出血的方法值得进一步探讨。

3 消退食管静脉曲张的皮圈双环结扎治疗

◎ 经内镜食管静脉曲张皮圈结扎术 (EVL) 消退曲张静脉因结扎器上皮圈长期绷张、弹性下降，未能使结扎的曲张静脉的血流完全阻断，导致消退曲张静脉的疗效减弱等，故需要多次治疗

◎ 采用中重度曲张静脉双环结扎的治疗方法，能有效阻断曲张静脉内血流，迅速消退静脉曲张，且是一种简便、有效的治疗技术

◎ 操作要领：完整吸引住粗大曲张静脉，首环结扎成功后，继续负压吸引并再作第二环结扎，待皮圈牢固结扎后再行下一条曲张静脉治疗

3.1 肝硬化脾切除断流术后反复呕血采用内镜双环结扎

刘某,男,62岁,安徽省人。肝硬化脾切除断流术后数年来反复呕血、黑便。2012年8月再次呕血，经血管活性药物、补液等控制急性出血后，择期行内镜下检查和治疗。

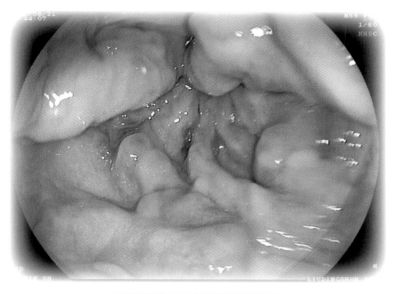

图 3.1-1 内镜检查图像

食管下端可见多条粗大及交融吻合的曲张静脉。

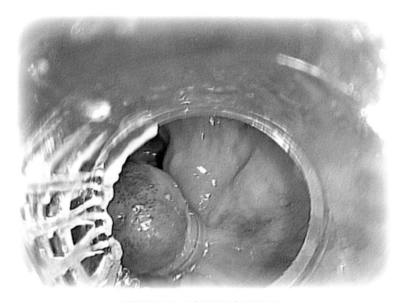

图 3.1-2 内镜下套环治疗

以大弯侧（约 6 点钟处）曲张静脉为中心完整吸引入环行皮圈双环结扎治疗。

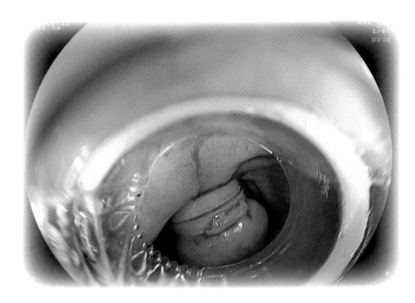

图 3.1-3　内镜下套环治疗

对小弯侧前壁粗大曲张静脉完整吸引入环，双环结扎后曲张静脉呈蘑菇状。

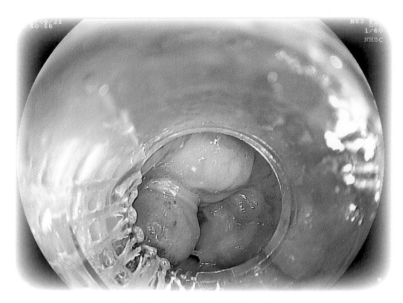

图 3.1-4　内镜下套环治疗

再对小弯侧后壁曲张静脉完整吸引入环，对其基底部做皮圈结扎。

述评　本例患者的治疗过程表明，内镜下皮圈双环结扎治疗操作方法简便，容易掌握。选择粗大的曲张静脉、内镜套环盖罩住曲张静脉后负压吸引入环，首环结扎后停顿数秒钟后再行第二环结扎，成功率很高。且皮圈双环结扎治疗中，曲张静脉一般不会发生破损，内镜下创面理想、无出血。

3.2　门脉高压脾切除断流术后呕血内镜双环结扎治疗

施某，男，52岁，上海市人。门脉高压出血脾脏切除断流手术后7年，因食管静脉曲张破裂多次大量出血，2012年6月择期行内镜检查，发现食管下段明显的静脉曲张。

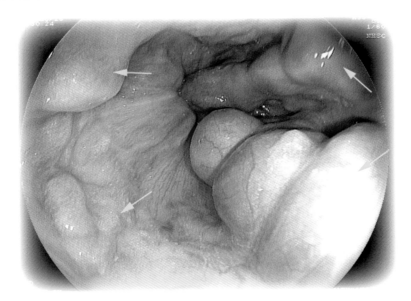

图 3.2-1　内镜检查图像

2012年6月18日，内镜直视下食管下段见重度曲张静脉，迂曲样部分呈结节状（箭头），其间静脉血管相互形成交通融合支。

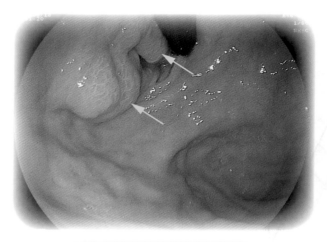

图 3.2-2　U 形倒镜下观察

贲门部可见结节状曲张静脉（箭头）。

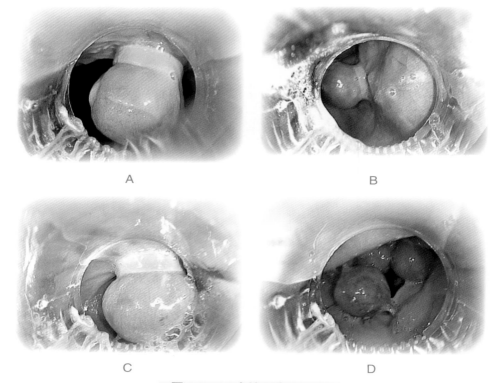

A

B

C

D

图 3.2-3　内镜下套环治疗

A、B、C、D—对食管 4 条曲张静脉分别行内镜下皮圈单环结扎治疗

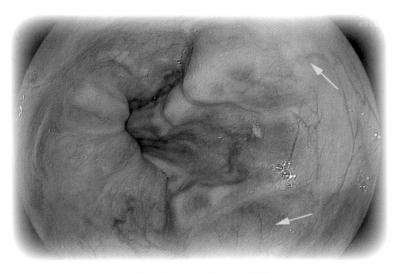

图 3.2-4　内镜复查图像

皮圈单环结扎术后恢复顺利。2012 年 8 月 16 日内镜复查示 2 条曲张静脉大部消退，仍有 2 条明显曲张静脉（上箭头）及残留曲张静脉的残端（下箭头）。

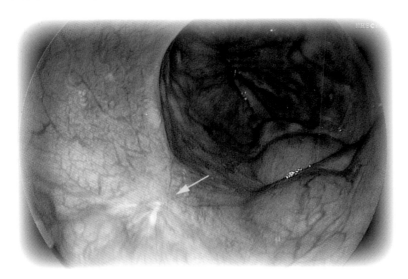

图 3.2-5　内镜 FICE 电子染色检查

图中可见曲张静脉结扎后瘢痕（箭头），黏膜表面色泽泛白，食管黏膜向中央集中。

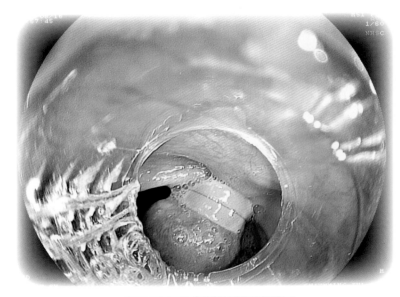

图 3.2-6　内镜下套环治疗

为迅速消退静脉曲张，内镜下对残留曲张静脉做双环结扎治疗。

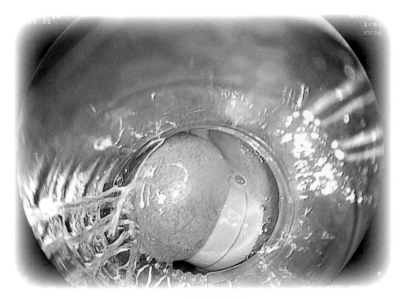

图 3.2-7　内镜下套环治疗

对相邻的另一条残留曲张静脉做皮圈双环结扎治疗。

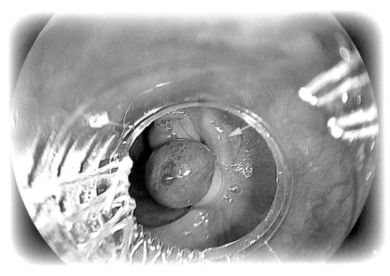

图 3.2-8　内镜下套环治疗

食管下端毗邻的两处残留曲张静脉行皮圈双环结扎后的全貌，两处结扎点（箭头）间保持一定距离。

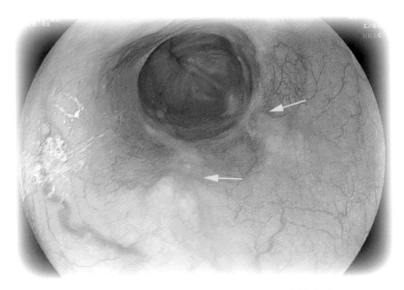

图 3.2-9　双环结扎治疗 4 个月后行内镜复查

2012 年 12 月 20 日，复查显示双环结扎处曲张静脉均已消退，结扎表面形成瘢痕（箭头）。

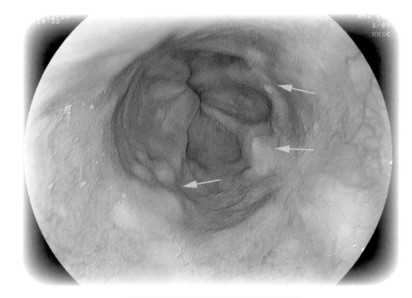

图 3.2-10 内镜检查图像

皮圈结扎点形成的瘢痕下方，可见残留的曲张静脉段（箭头）。

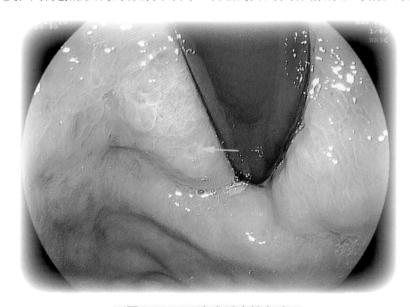

图 3.2-11 治疗后内镜复查

贲门部未见曲张静脉，表明双环结扎食管曲张静脉消退的同时，延伸至贲门的曲张静脉也随之消退（箭头）。

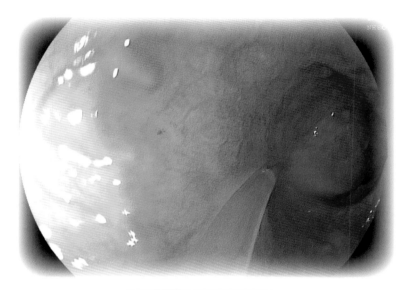

图 3.2-12　内镜下治疗

置入注射针穿刺结扎瘢痕下方的残留曲张静脉，注入硬化剂 1% 聚桂醇。

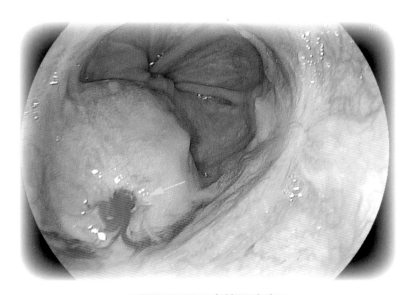

图 3.2-13　内镜下治疗

曲张静脉内注入 1% 聚桂醇 5 ml，局部膨隆，退针后注射针孔见少许渗血（箭头）。

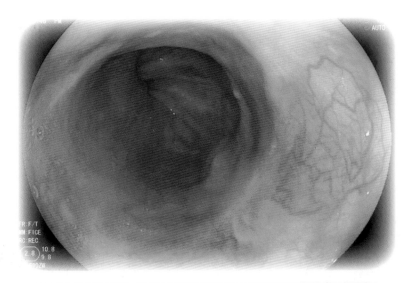

图 3.2–14　治疗后 100 天富士 4450HD 内镜复查图像

食管静脉曲张全部消退；患者全身状况良好 (2013 年 4 月 1 日)。

述评　本例患者因肝硬化门脉高压被施行脾脏切除及断流手术；术后数年反复呕血、黑便。内镜检查见明显食管静脉曲张，贲门部存有食管延伸的曲张静脉，行内镜下常规的皮圈结扎治疗术。随访发现部分曲张静脉消退不明显，改行双环结扎法治疗后，曲张静脉迅速消退，结扎瘢痕下方的残留曲张静脉内注射硬化剂治疗，数月后食管曲张静脉全部消退，患者全身状况恢复良好。

3.3　肝移植后 5 年食管曲张静脉出血采用内镜双环结扎治疗

潘某，男，50 岁，上海市人。乙型肝炎后门脉高压反复出血，2007 年行活体肝移植，手术后恢复良好。2012 年 7 月突发呕血、黑便，经特利加压素等药物治疗控制出血。CT、胃镜检查证实门脉高压食管和胃静脉曲张，拟先行内镜治疗，择期再次外科手术治疗。

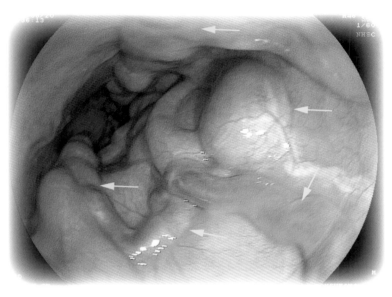

图 3.3-1 内镜检查图像

食管下端多条曲张静脉呈结节状（箭头），表面有红色征；部分曲张静脉相互间形成血管融合和交通支（箭头）。

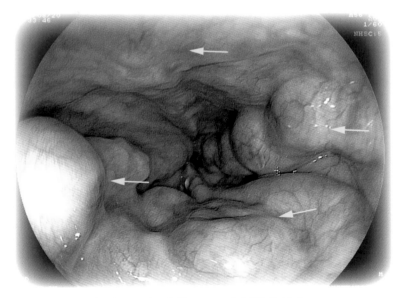

图 3.3-2 内镜 FICE 电子染色检查

清晰显示 4 条曲张静脉（箭头）的分布及走向。

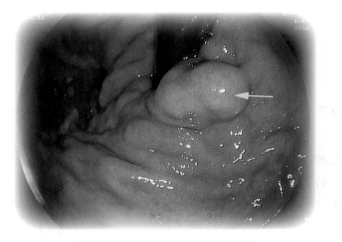

图 3.3-3 U 形倒镜下观察

贲门部可见食管曲张静脉的延伸段呈结节息肉状（箭头）。

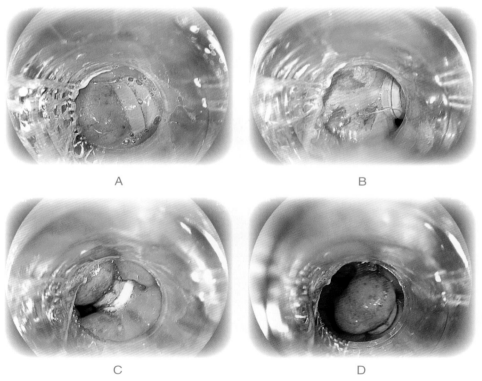

A

B

C

D

图 3.3-4 内镜下套环行皮圈结扎治疗

A、B、C—3 条曲张静脉为双环结扎；D—1 条曲张静脉行单环结扎

术后恢复良好，曲张静脉消退，近期内未再出血。4个月后的2013年2月顺利施行外科脾脏切除断流手术。

述评 该患者在肝移植后再发门脉高压食管静脉曲张破裂出血，肝功能严重失代偿。经外科及器官移植中心讨论拟先行内镜止血治疗，待病情稳定后择期行外科手术。经内镜皮圈双环结扎术后出血控制，稳定了病情，肝功能及全身情况逐步好转，4个月后转外科行脾脏切除断流手术。内镜皮圈结扎术不失为一种有效的过渡性治疗方法。

3.4　多次硬化剂治疗曲张静脉未消退的皮圈双环结扎治疗

周某，男，52岁，上海市人。乙型肝炎后肝硬化3年余，2011年3月以来多次发生呕血、黑便，2012年3月行脾脏切除及断流手术。术后3个月因门脉血栓形成行溶栓治疗，之后再出血。连续3次内镜硬化剂聚桂醇注射治疗，食管曲张静脉仍未消退，改行皮圈结扎治疗。

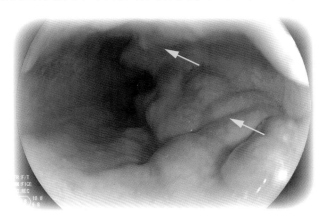

图3.4-1　2013年5月的内镜复查

食管下段3次硬化剂治疗后，仍存有明显的静脉曲张，曲张静脉呈结节和条索状（箭头）。

3

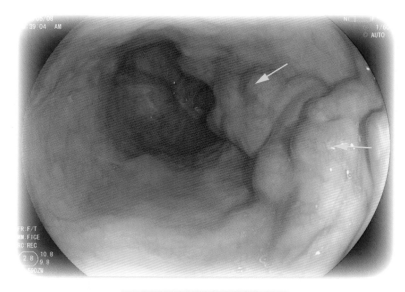

图 3.4-2　内镜复查图像

结节样曲张静脉上局部息肉状隆起及充血发红（箭头）。

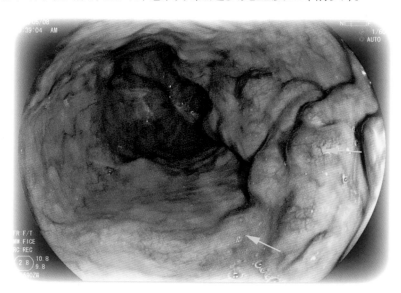

图 3.4-3　内镜 FICE 电子染色观察

图中清晰显示 1 条粗大曲张静脉（上箭头）及其他较细小的曲张静脉（下箭头）。

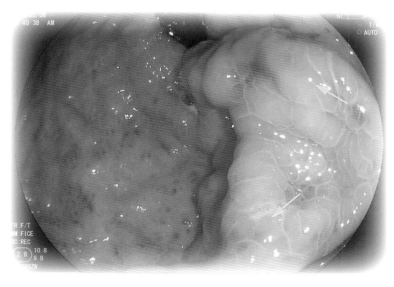

图 3.4-4　内镜复查图像

贲门、胃底可见食管曲张静脉的延伸段及肥厚的胃黏膜（箭头）。

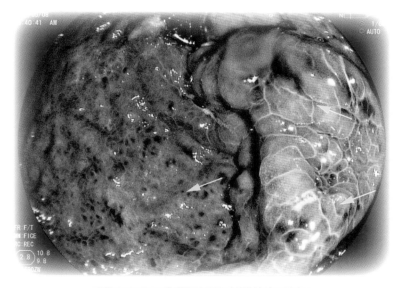

图 3.4-5　内镜 FICE 电子染色观察

胃底黏膜散见出血斑点（左中箭头）；食管曲张静脉延伸段及肥厚胃黏膜上网格花纹状的门脉高压性胃病改变（上、下箭头）。

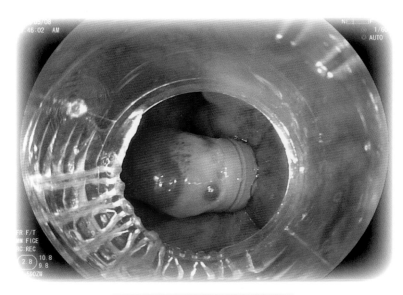

图 3.4-6　内镜下套环治疗

内镜下对粗大曲张静脉行皮圈双环结扎。

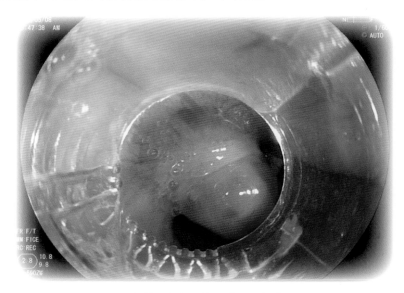

图 3.4-7　内镜下套环治疗

细小的曲张静脉作皮圈单环结扎。

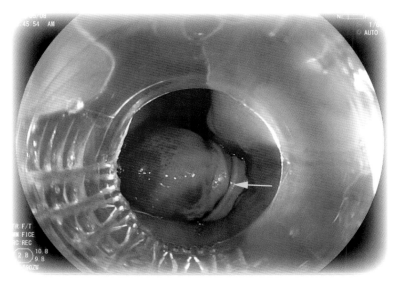

图 3.4-8　内镜下套环治疗

该曲张静脉结扎时，首环皮圈呈扭折状（箭头），但并不影响疗效。

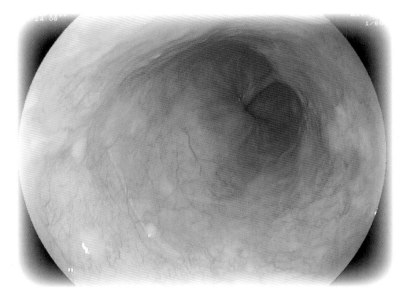

图 3.4-9　皮圈结扎治疗后 84 天行内镜复查

食管黏膜光整，食管下段原有的曲张静脉全部消退。

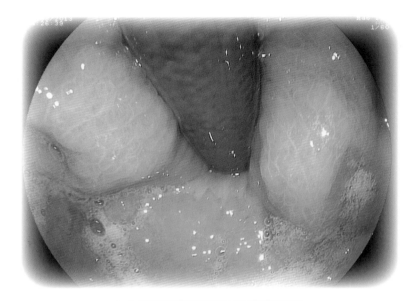

图 3.4-10　U 形倒镜下观察

食管静脉曲张延伸至贲门部的曲张静脉亦已消退。

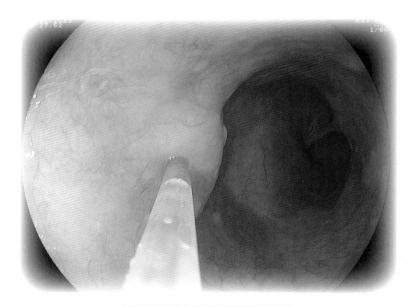

图 3.4-11　内镜治疗图像

消除曲张静脉后，在食管下段原结扎处附近黏膜内注射硬化剂行追加治疗。

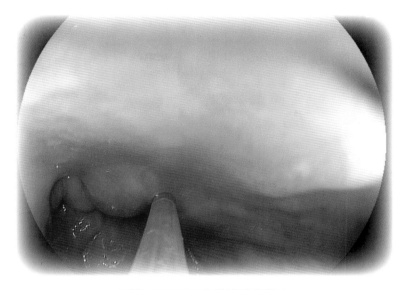

图 3.4–12　内镜治疗图像

食管下段原结扎处附近黏膜内环周性多点治疗，每点注射硬化剂 1.5～2 ml。以后再行巩固治疗并定期复查。

述评　食管静脉曲张硬化剂注射治疗是各级医院中最常用的治疗方法，但其消退曲张静脉较慢。本例门脉高压反复出血，虽经外科脾脏切除及断流手术治疗仍然出血，内镜连续 3 次硬化剂注射治疗仍存有明显的静脉曲张。遂改用皮圈双环结扎治疗仅一次就完全消除了曲张静脉，继而施行硬化剂追加和巩固治疗，有望长期消除曲张静脉，维持长期不出血或改行外科等其他治疗。

3.5　皮圈双环结扎后的脱落及临床注意事项

王某，男，57 岁，浙江省人。肝硬化门脉高压 6 年，2012 年以来反复呕血、黑便，行内镜皮圈结扎治疗术，因食管静脉曲张消退不理想转来上海瑞金医院消化内科再治疗。

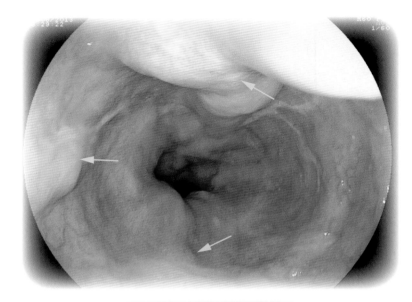

图 3.5-1　内镜检查图像

图中可见食管处明显的曲张静脉(上箭头)和残留曲张静脉段(中、下箭头)。

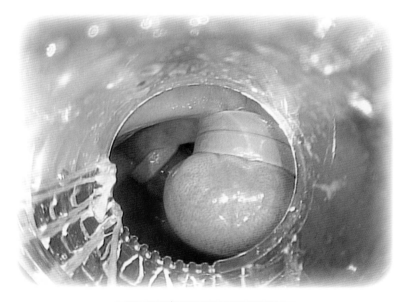

图 3.5-2　内镜下套环治疗

对粗大的曲张静脉行皮圈双环结扎。

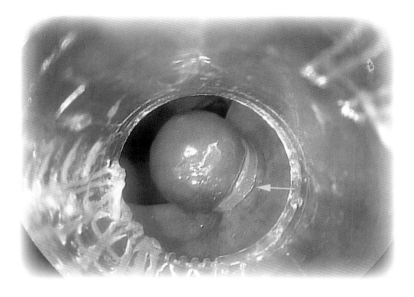

图 3.5-3　内镜下套环治疗

后壁方向曲张静脉作皮圈单环结扎（箭头）。

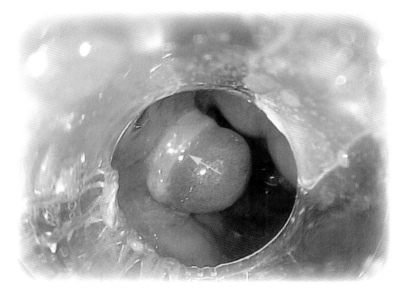

图 3.5-4　内镜下套环治疗

前壁方向的曲张静脉也行皮圈单环结扎（箭头）。

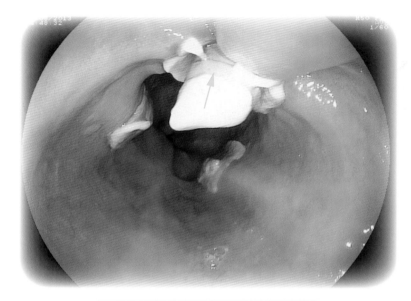

图 3.5-5　治疗后 1 周时内镜复查

食管下端双环结扎处，曲张静脉已坏死泛白，皮圈未脱落（箭头）。

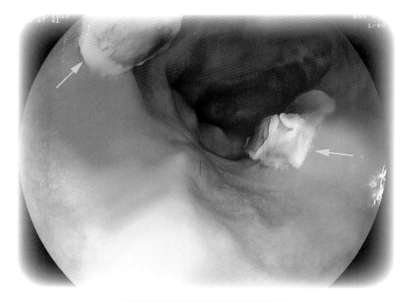

图 3.5-6　内镜复查图像

单环结扎的两处皮圈均已脱落，创面为溃疡愈合状表面附白苔（箭头）；患者恢复顺利。

述评　传统的皮圈结扎治疗后 10 天左右再行第二次治疗。有关临床随访结果表明，皮圈结扎治疗后，肉芽肿或瘢痕形成，皮圈发生脱落通常在 1～2 周间。而双环结扎后皮圈脱落是提前或者滞后，在笔者的随访中，大多是滞后的。本例患者在内镜复查中可见到单环脱落后，双环结扎的皮圈仍未脱落，这一状况对于术后护理、临床随访和选择下一次治疗时间是很重要的。

3.6　双环结扎后皮圈脱落滞后，粗糙食物引发曲张静脉再次破裂出血

董某，男，49 岁，浙江省人。酒精性肝硬化 10 年。2008 年以来反复呕血、黑便，伴有明显腹腔积液。2013 年 7 月再次出血，外科会诊认为无手术治疗指征，转诊上海行内镜治疗。行皮圈双环结扎后，内镜复查示双环结扎处皮圈脱落滞后。随即出院后进粗硬食物，引发曲张静脉破裂再次大出血。

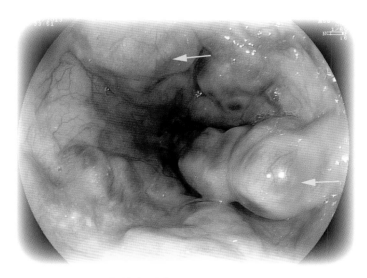

图 3.6-1　内镜检查图像

图中可见多条明显曲张静脉，部分迂曲结节状（箭头）。

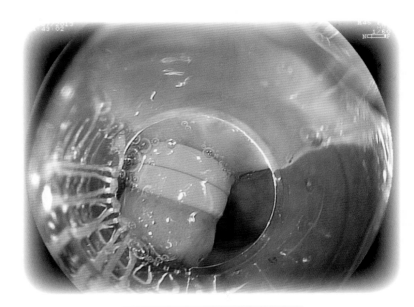

图 3.6-2　内镜下套环治疗

对粗大曲张静脉行皮圈双环结扎。

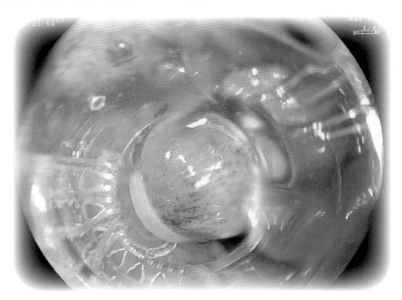

图 3.6-3　内镜下套环治疗

对前壁方向的曲张静脉作单环结扎治疗。

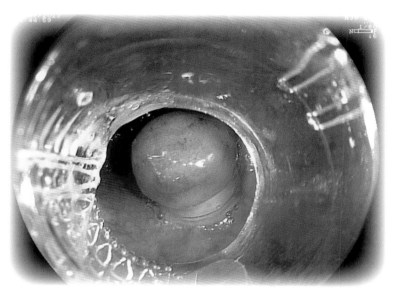

图 3.6-4 内镜下套环治疗

食管大弯侧粗大曲张静脉亦行皮圈双环结扎。

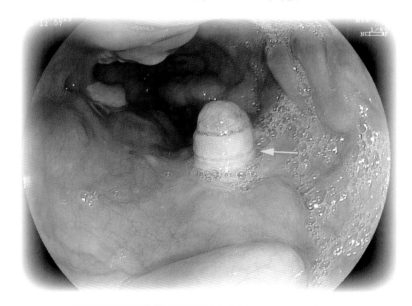

图 3.6-5 内镜皮圈结扎治疗后 6 天内镜复查

大弯侧双环结扎处曲张静脉明显缩小，但皮圈尚未脱落（箭头）。

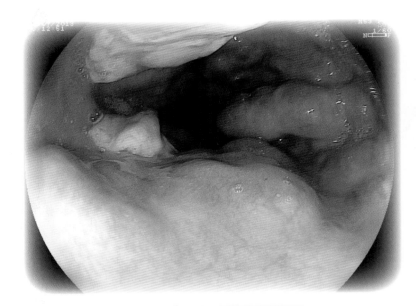

图 3.6-6 治疗后内镜复查

皮圈已脱落的曲张静脉表面为明显的溃疡创面，患者出院后 2 天因食用粗糙食物后引发曲张静脉破裂再次出现大量呕血。

述评 本例患者的内镜复查表明，皮圈结扎后可形成明显的溃疡创面，双环结扎处皮圈脱落的时间稍晚于单环者，过早食用粗硬食物摩擦尚未形成瘢痕的曲张静脉坏死处，可能引发曲张静脉破裂大出血。内镜治疗后应继续使用降门脉压力药物，建议食用细软温凉食物 2 周或以上，可以减少出血的概率。

4 食管静脉曲张出血的硬化剂按需治疗

◎ 食管静脉曲张出血内镜治疗中，硬化剂治疗的适应证最广，临床应用也最普遍

◎ 传统的硬化剂治疗需要 7～14 天一个疗程，经平均五至七个疗程的曲张静脉血管内或联用曲张静脉旁黏膜内硬化剂注射治疗，常可部分甚至完全消退食管曲张静脉，但因需要患者长期配合，多数患者不能坚持

◎ 20 世纪 90 年代根据患者配合情况与实际需求开始的食管静脉曲张出血的内镜硬化剂按需治疗模式，不但有效，而且符合国情，很受患者及其家属的欢迎，值得进一步研究和探索

4.1 食管静脉曲张经乙氧硬化醇 4 次治疗 22 年未出血

胡某，男，48 岁，上海市人。乙型肝炎后肝硬化，内镜检查见食管 4 条明显曲张静脉，贲门部可见食管曲张静脉延伸段。1990 年 3 月以后反复呕血、黑便十余次，伴明显腹腔积液，肝功能 Child-Pugh C 级；经输血、补液及血管活性药物治疗后出血状况获控制，外科会诊拟待全身情况及肝功能好转、腹腔积液消退后，择期行外科手术治疗。

1991 年 5 月行首次内镜硬化剂乙氧硬化醇注射治疗，连续 3 次治疗后食管曲张静脉基本消退；间隔数年后行内镜复查；2009 年行内镜硬化剂追加治疗，平日仅偶尔服用少量保肝药物。2013 年 7 月 22 日再次内镜复查，22 年间硬化剂乙氧硬化醇注射治疗 4 次，长期无临床出血，患者一般状况良好，从事正常的农贸工作。

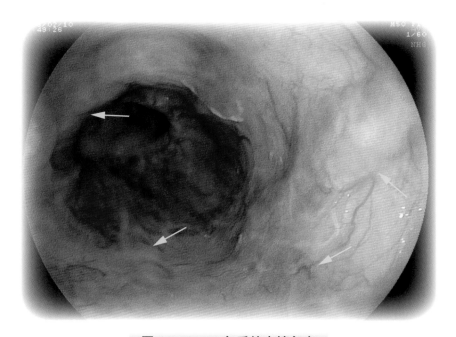

图 4.1-1　18 年后的内镜复查

1991 年的 3 次硬化剂治疗后，食管 4 条曲张静脉基本消退（箭头），未再发生出血。18 年后的内镜复查食管下端见再发的多条曲张静脉呈扁平及直型。

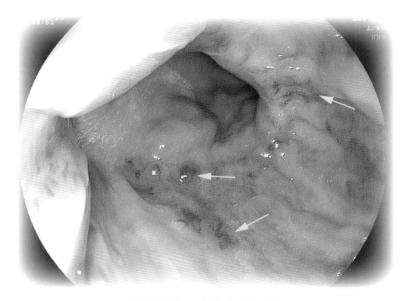

图 4.1-2　内镜复查图像

食管下端近贲门部见曲张静脉旁散在的黏膜红色征（箭头）。

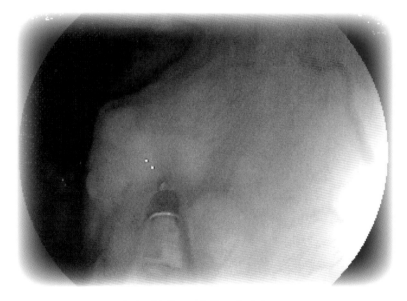

图 4.1-3　内镜下治疗图像

对食管曲张静脉行第四次硬化剂注射治疗。

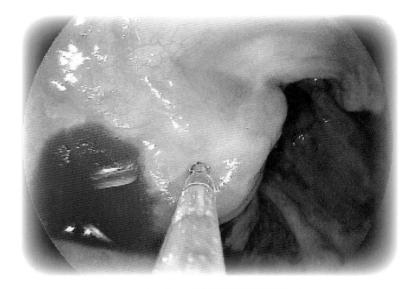

图 4.1–4　内镜下治疗图像

对另一条曲张静脉作穿刺，注入硬化剂后曲张静脉腔膨隆状。

4

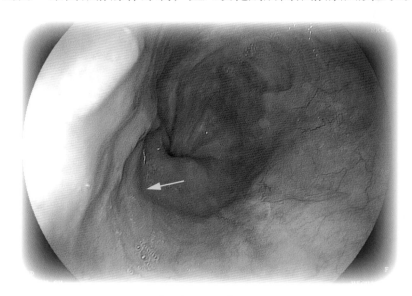

图 4.1–5　内镜复查图像

食管静脉曲张硬化剂治疗后的 20 年间临床无出血，2011 年 6 月内镜复查见食管下段硬化剂治疗后瘢痕，前壁方向黏膜似为轻度曲张静脉（箭头）。

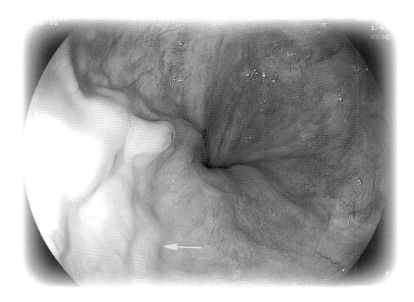

图 4.1–6　内镜检查图像

经内镜吸气，确认该处（箭头）为再发的轻度曲张静脉。

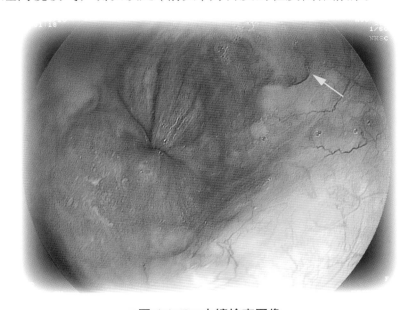

图 4.1–7　内镜检查图像

食管后壁方向黏膜光整，2 点钟方向黏膜凹陷为硬化剂治疗后血管闭塞、表面塌陷（箭头）所致。

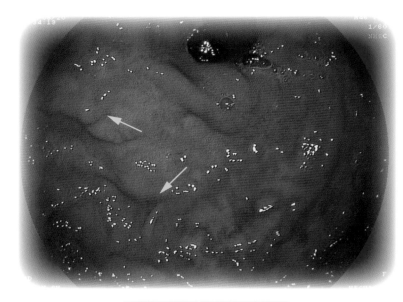

图 4.1-8　内镜复查图像

贲门胃底部见散在的轻度曲张静脉 (箭头)。

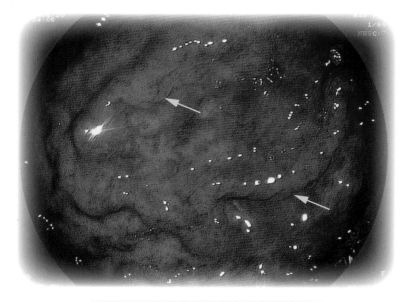

图 4.1-9　内镜 FICE 电子染色检查

清晰显示胃底部轻度的静脉曲张 (箭头)。

4

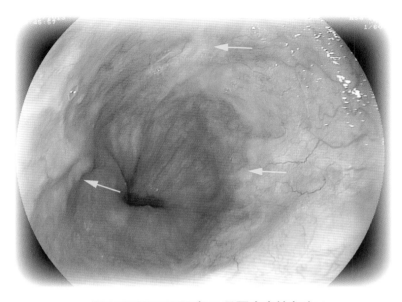

图 4.1–10　2013 年 7 月再次内镜复查

内镜下食管下段黏膜光整，小弯及后壁方向见硬化剂注射治疗后泛白的愈合后瘢痕（上、中箭头）；前壁见残留的曲张静脉端（左箭头）。

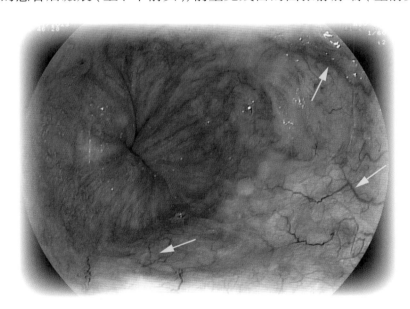

图 4.1–11　内镜 FICE 电子染色检查

食管黏膜表面可见细微的毛细血管网（箭头）。

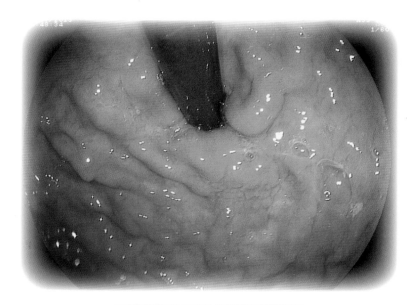

图 4.1-12　U 形倒镜下观察

环贲门周边未见静脉曲张。

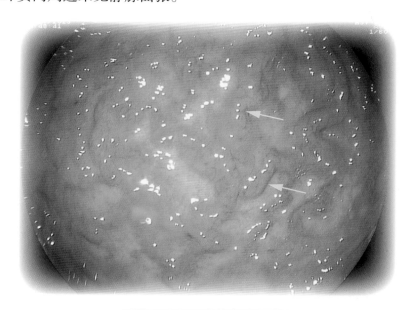

图 4.1-13　内镜复查图像

胃底部黏膜见大量轻度曲张的静脉（箭头），相互间呈交融相。

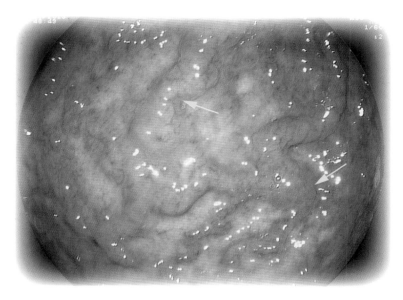

图 4.1–14　内镜 FICE 电子染色检查

部分曲张静脉交汇成枢纽状，并见曲张静脉呈迂曲及小结节状（箭头）。

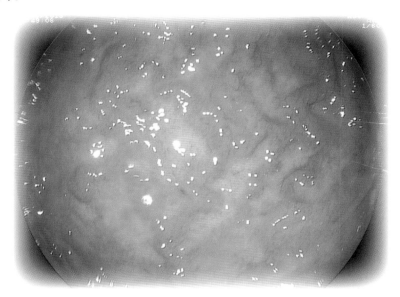

图 4.1–15　内镜复查图像

胃底黏液湖旁亦见轻度曲张的静脉。

4

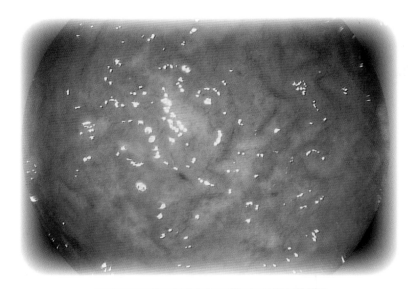

图 4.1-16　内镜 FICE 电子染色观察

图中可见曲张静脉密集分布并呈融化趋势。

述评　本例门脉高压患者反复呕血、黑便，经 4 次内镜硬化剂注射治疗，22 年间无出血，全身状况恢复良好，长期来从事正常农业及商贸工作，即平均每 5 年左右行一次内镜硬化剂治疗，这对于部分不愿接受外科治疗的门脉高压患者来说是乐意接受的。尽管 2011 年 6 月后的复查显示胃底产生大量的轻度曲张静脉，表明有效的硬化剂治疗使食管静脉曲张消退后，门脉高压新的侧枝循环已经形成。了解该患者的硬化剂治疗为何能取得如此好的疗效，其他患者是否也能取得同样的疗效值得深入探讨。

4.2　胃镜检查术间突发破裂出血的硬化剂止血治疗

任某，男，55 岁，上海市人。平素康健，不明原因呕血、黑便 5 天入院。为明确诊断，2012 年 3 月 20 日择期内镜检查，内镜下见食管中下段多条曲张静脉，贲门胃底部未见明显静脉曲张，仅为胃黏膜花斑状的轻度门脉高压性胃病改变。内镜检查术中发生食管下端曲张静脉破裂急性出血。

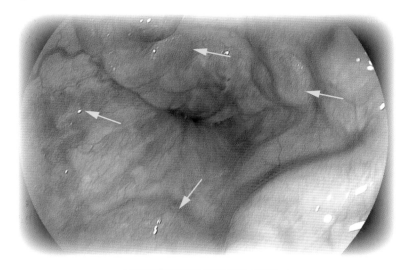

图 4.2-1　内镜检查图像

多条食管静脉曲张（箭头）呈迂曲结节状，并可见吻合交通支。

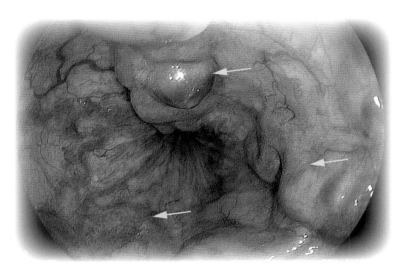

图 4.2-2　内镜 FICE 电子染色检查

图中可见结节状曲张静脉（上箭头）及其间的小血管交通支（中、下箭头）。

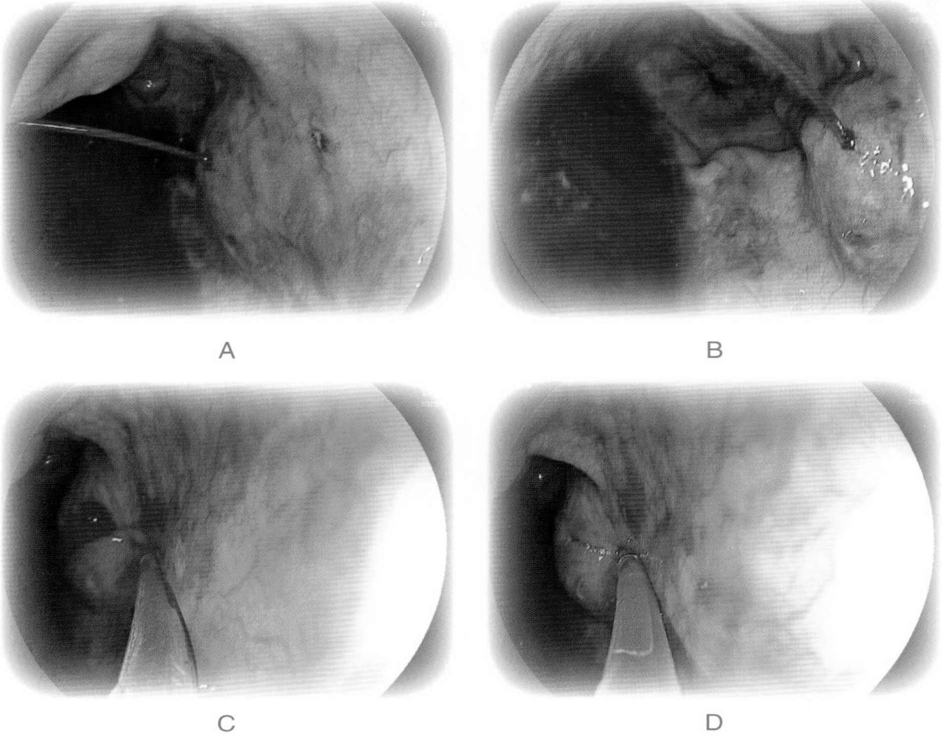

图 4.2-3 食管静脉曲张急性出血的内镜下治疗

A—检查时一处曲张静脉突然破裂，出现水柱喷射样急性出血，食管内瞬间积血，且无自限性止血迹象；B—推进内镜观察出血的曲张静脉与其他静脉间的关系，置入静脉曲张硬化剂注射治疗专用针；C—在破裂出血上方约 1 cm 处的曲张静脉内穿刺并注入 1% 聚桂醇 8 ml。该曲张静脉因注入硬化剂而呈褐蓝色，但溃破处仍可见涌血，提示硬化剂注射剂量不足；D—再注入硬化剂 6 ml，胃镜下出血停止

继而对其他曲张静脉分别行硬化剂治疗，术后继续使用生长抑素类药物降低门脉压力，患者恢复顺利出院。

述评 门脉高压患者的出血常无征兆。部分并无任何病史者因上腹不适行内镜检查，亦可在内镜检查术间突发食管和（或）胃静脉曲张破裂出血，常使内镜操作者措手不及。因此常规内镜检查术前应做好诸多应对准备，诸如突发出血的预案，并备好包括硬化剂、金属夹及黏合剂等药物及器械。食管静脉曲张突发破裂出血后短时间内内镜下视野仍清晰；最有效的防止呕血或导致窒息等严重事件的方法：立即采取止血措施，其中最简便有效的办法就是内镜下硬化剂注射。穿刺点应在溃破静脉近旁 1 ~ 2 cm 处，注入足量的硬化剂通常均能有效止血；必要时改行黏合剂或加注高渗葡萄糖止血。

4.3　食管静脉曲张出血硬化剂按需治疗可长期不出血

　　李某，男，34 岁，安徽省人。乙型肝炎史。2002 年起多次呕血，2005 年行外科脾脏切除断流手术，手术后仍然反复出血。 2007 年 12 月再次出血后，临床多科会诊建议作内镜下治疗。

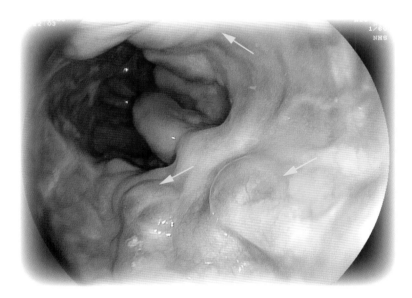

图 4.3–1　内镜检查图像

食管下端环周多发的曲张静脉，部分呈结节状 (箭头)。

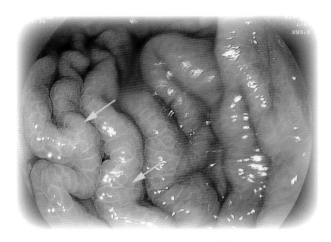

图 4.3-2　内镜检查图像

胃底胃体部黏膜为蛇皮状和马赛克样改变（箭头）。

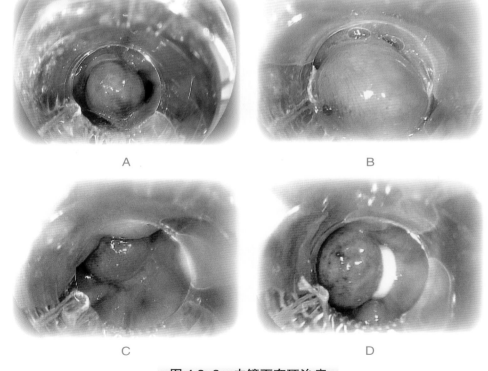

图 4.3-3　内镜下套环治疗

A、B、C、D—内镜下对食管下段四周的曲张静脉分别行皮圈结扎治疗

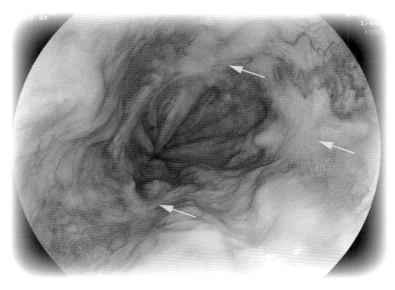

图 4.3-4　1 年后内镜复查

结扎术后无出血，恢复良好；2008 年 12 月内镜直视下见皮圈结扎处水平型瘢痕（箭头）形成，瘢痕两侧散在的残留曲张静脉端。

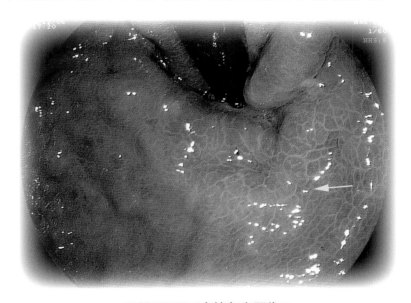

图 4.3-5　内镜复查图像

贲门及胃底部黏膜散见花斑及蛇皮样改变（箭头）。

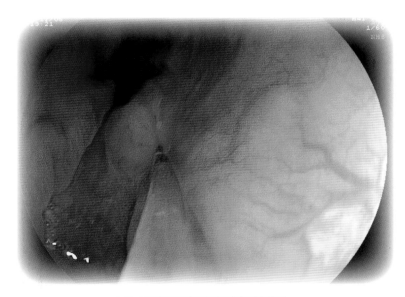

图 4.3-6　内镜下硬化剂治疗

此后又分别在 2009 年、2010 年和 2011 年对残留曲张静脉行硬化剂巩固性注射治疗。

4

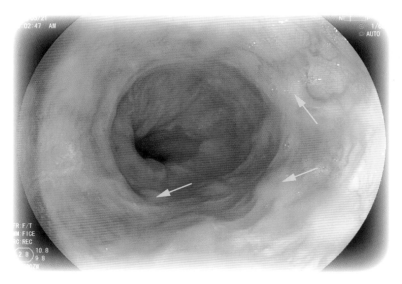

图 4.3-7　2 年后 (2013 年 3 月 21 日) 再次行内镜复查

患者一般状况良好，作巩固性治疗。内镜下食管下段未见明显曲张静脉，原曲张静脉治疗瘢痕旁隐约可见静脉残端 (箭头)。

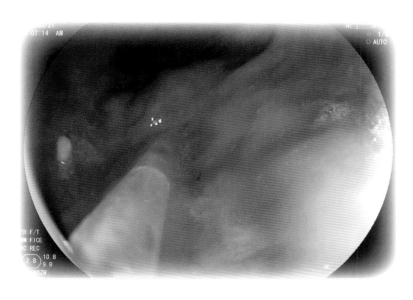

图 4.3-8　第六次行内镜下硬化剂治疗

继续临床随访复查。

　　述评　**2007 年 12 月首次内镜治疗至 2013 年 3 月，5 年多来患者一般状况良好，无出血，参加正常社会工作。每年一次内镜硬化剂巩固治疗，食管曲张静脉呈消退状，说明这种硬化剂的按需治疗方法是适宜且有效的。这种长间隔的按需治疗，受到患者的普遍接受。**

4.4　硬化剂注射治疗后长期不出血

　　余某，男，42 岁，四川省人。肝硬化门脉高压十余年，反复呕血、黑便，2003 年行外科脾脏切除，2008 年初行断流手术，术后仍然反复呕血，2008 年 9 月起接受内镜硬化剂注射治疗，至 2013 年 9 月的 5 年间无出血，一般状况良好。

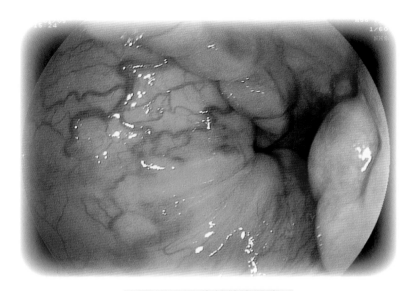

图 4.4-1　内镜检查图像

第 3 次内镜下硬化剂治疗 (2009 年 1 月)，内镜下小弯及后壁可见明显的结节样曲张静脉 ; 大弯侧及前壁曲张静脉已经消退。

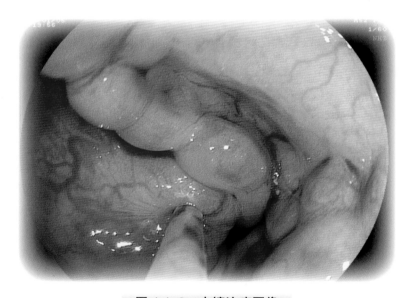

图 4.4-2　内镜治疗图像

先行曲张静脉旁黏膜内单侧或双侧注射少量的硬化剂聚桂醇，然后行静脉内注射硬化剂聚桂醇。

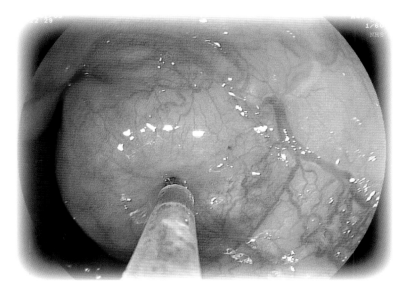

图 4.4-3　内镜治疗图像

曲张静脉内注射硬化剂聚桂醇。

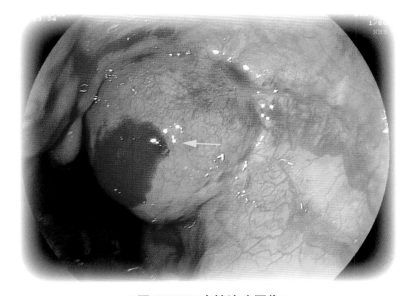

图 4.4-4　内镜治疗图像

硬化剂注射完毕后退出注射针，针眼有少量渗血（箭头）。

述评　本例因门脉高压外科手术后仍反复出血，内镜按需硬化剂治疗 5 次，5 年间无出血，临床情况良好，参加正常工作和社会活动。对部分残留曲张静脉继续行间歇性硬化剂治疗，先连续注射 3 次，其后约每 2 年 1 次硬化剂治疗。注射硬化剂的量不宜过多，以免引起食管黏膜大而深的溃疡导致食管狭窄。

4.5　硬化剂注射后双下肢瘫痪，粪、尿失禁的治疗

任某，女，56 岁，上海市人。患干燥综合征 20 余年，长期服用类固醇治疗。发现肝硬化门脉高压症十余年，多次出现食管和（或）胃静脉曲张破裂出血。外科会诊建议内科治疗，2009 年 4 月先行内镜下皮圈结扎治疗。

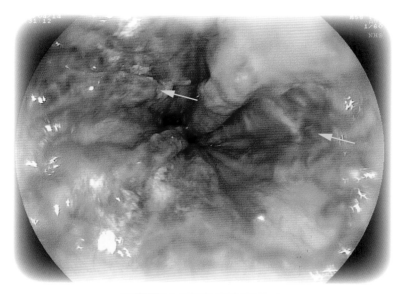

图 4.5-1　内镜检查图像

可见食管内交叉纵行的多条静脉曲张，表面散见红色征（箭头，2009 年 4 月 14 日）。

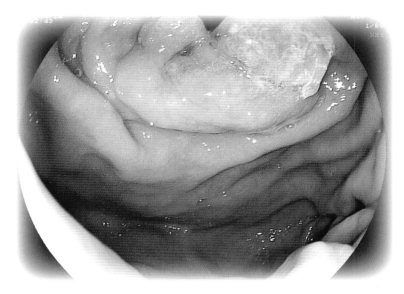

图 4.5–2　内镜 U 形倒镜检查

在贲门口可见由食管延伸而来的轻度曲张静脉。

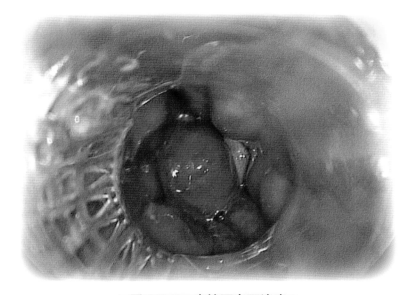

图 4.5–3　内镜下套环治疗

内镜下对食管静脉曲张行皮圈结扎治疗，治疗后恢复顺利无出血。

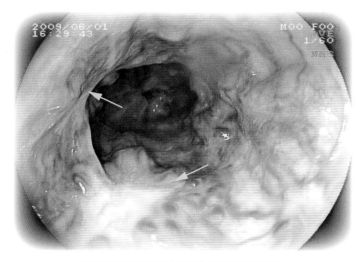

图 4.5–4　6 周后行第二次内镜治疗

　　图中可见皮圈结扎处形成的明显瘢痕（箭头）与曲张静脉残端。

　　6 周后对残留的 4 条曲张静脉内行硬化剂注射治疗，共注射 1% 聚桂醇 15 ml。术后 30 分钟突发左腰部剧烈疼痛，双脚跟麻木并弥散至腰部，双下肢轻瘫，锥体束病理征阳性。次日出现尿潴留；第三天出现粪、尿失禁。

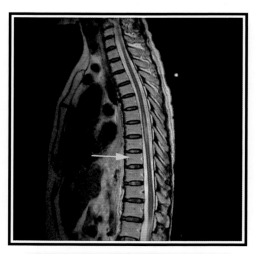

图 4.5–5　磁共振图像 (MRI)

　　平 $T_6 \sim T_8$ 胸椎胸髓稍增宽并见条片状异常信号改变，T_2W 上呈高信号改变，T_1W 上呈等信号，诊断胸椎脊髓炎。

予甲泼尼龙、甘露醇、神经节苷脂等治疗 30 天后，逐渐恢复自主性排粪、尿，肢体麻木感消失。

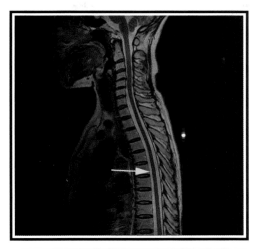

图 4.5-6　治疗至 40 天磁共振图像

治疗后的图像显示原异常信号消失。每天服用泼尼松龙 20 mg(3 个月)，逐渐恢复自由行走，排便功能恢复正常。

此后 3 年间患者未发生食管静脉曲张出血；2012 年 6 月 4 日不慎食入鱼刺导致出血入院。

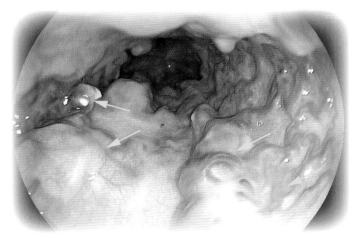

图 4.5-7　内镜检查图像

内镜下可见原皮圈结扎及硬化剂注射治疗后的瘢痕。食管下端曲张静脉呈再发及相互融吻状，表面多量红色征 (箭头)。

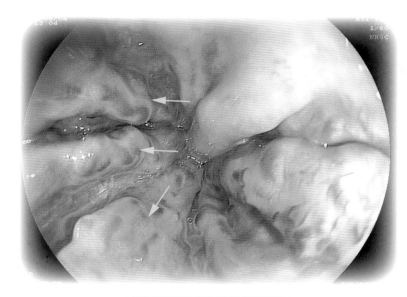

图 4.5-8　内镜检查图像

近食管胃连接部见多条曲张静脉，表面散在红色征（箭头）。

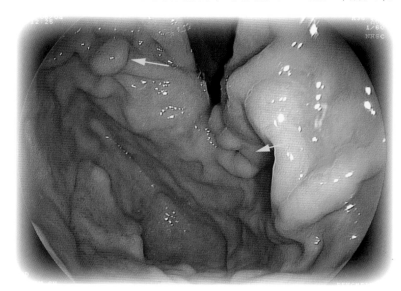

图 4.5-9　U 形倒镜下观察

贲门部见轻度曲张静脉延伸段（箭头）; 胃底无明显静脉曲张。

　　述评　硬化剂治疗的适应证广，临床应用普遍。临床并发症中包括异位栓塞等，但脊椎累及少见。曾有报道注射鱼肝油酸钠和乙醇胺油酸盐后发生脊髓静脉栓塞及脊髓梗死，可能系硬化剂经相邻血管网直接进入脊髓血管内或随静脉通道进入椎体静脉，可能与门脉高压血流动力学紊乱及椎体静脉网无瓣膜有关。

　　本例患者为中国国产硬化剂聚桂醇治疗发生急性脊髓炎的首例患者，给予类固醇等治疗 3 个月，脊髓炎消退，逐步恢复排便及肢体功能。2013 年在安徽省又出现了同样症状的第二例患者，这一现象值得引起临床重视并加以探讨。由于此类并发症的不可预见性，术前签署相关知情同意书十分必要。

4

5　内镜皮圈结扎同时联用硬化剂治疗

◎ 食管静脉曲张出血后的内镜治疗能有效控制出血和消退曲张静脉

◎ 同时伴有较细小曲张静脉或内镜治疗后部分静脉残留端适合于硬化剂注射治疗

◎ 利用安装在内镜钳道上的 Speedband 结扎器的牵引钢丝，撑大线孔后插入硬化剂注射针；待皮圈结扎治疗完成后，旋即施行内镜下硬化剂注射治疗

◎ 内镜皮圈结扎同时联用硬化剂治疗的方法简化了内镜的操作步骤

5.1　内镜皮圈结扎同时联用硬化剂治疗

岳某，男，45 岁，河南省人。酒精性肝硬化 5 年，反复呕血、黑便 9 次。2012 年 8 月外科行脾脏切除断流手术。术后半年再次出血。拟行食管静脉曲张内镜下皮圈结扎联用硬化剂治疗。

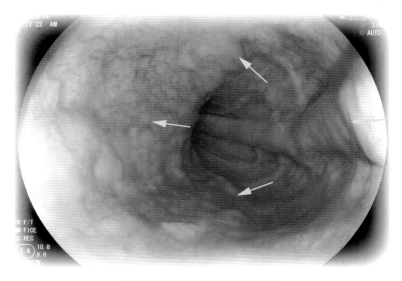

图 5.1-1　内镜检查图像

食管可见 1 条中度曲张静脉，余为散在的轻度曲张静脉（箭头）。

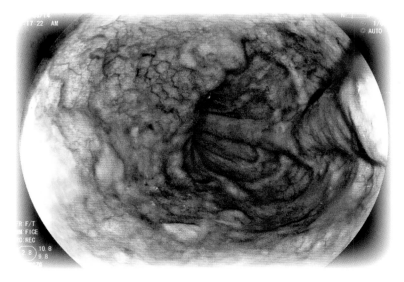

图 5.1-2　内镜 FICE 电子染色检查

清晰显示散在的曲张静脉及食管黏膜表面的小静脉分支。

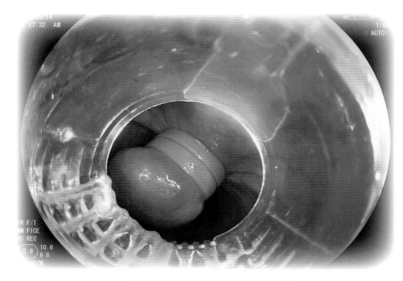

图 5.1-3 内镜下套环治疗

对食管中度曲张的静脉行内镜下皮圈双环结扎治疗。

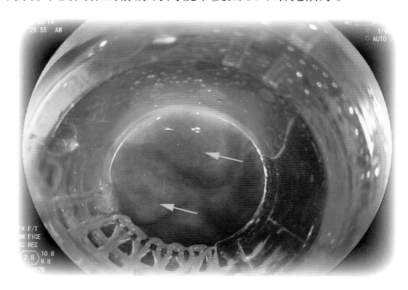

图 5.1-4 内镜下检查

透过皮圈结扎器的套帽可窥见相邻的 2 条轻度曲张静脉端(箭头),
显然适宜使用硬化剂注射治疗。

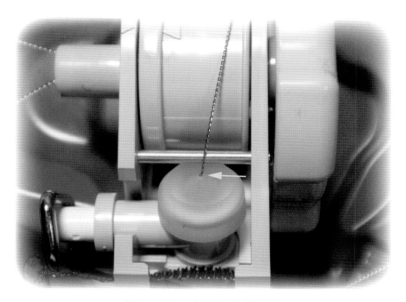

图 5.1-5 皮圈结扎器图像

经安装在内镜操作部的 Speedband 牵引钢丝孔（箭头），撑大钢丝孔后可插入硬化剂注射针。

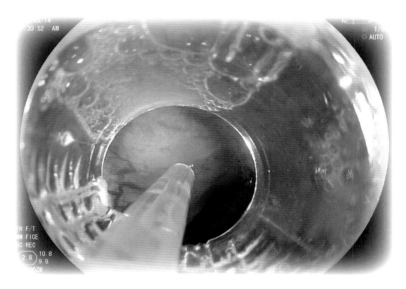

图 5.1-6 内镜下硬化剂治疗

硬化剂注射针沿内镜钳道插入，置于透明套帽中央，穿刺细小的曲张静脉并注入 1% 聚桂醇 3.5 ml，静脉腔膨隆（呈蓝白色）。

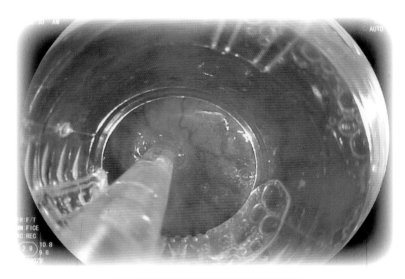

图 5.1–7　内镜下硬化剂治疗

　　对近旁的细小静脉再行硬化剂注射治疗，从而一次性完成了食管静脉曲张的皮圈结扎和硬化剂注射治疗。

　　述评　改进性应用 Speedband 结扎器的牵引钢丝，撑大线孔，便于插入硬化剂注射针；待皮圈结扎治疗完成后，旋即施行内镜下硬化剂注射治疗，这种内镜皮圈结扎同时联用硬化剂治疗的方法适合于治疗兼有细小曲张静脉者。此外，明显的食管静脉曲张者经皮圈结扎治疗，曲张静脉变小变细后，采用本方法减少了操作步骤，治疗简便有效。

5

5.2　皮圈结扎 5 年后出血的再结扎联用硬化剂治疗

　　杨某，男，32 岁，湖南省人。2004 年肝硬化呕血、黑便，次年行脾脏切除断流手术。术后再出血，2007 年行皮圈结扎治疗，此后 5 年无出血，一般情况良好。2013 年 5 月初又出现呕血、黑便，5 月 14 日行内镜皮圈结扎治疗；6 月 18 日复查并行内镜下结扎联用硬化剂治疗。

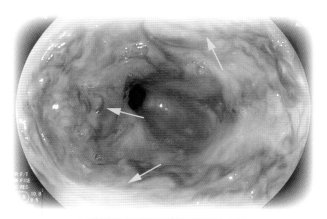

图 5.2-1 内镜检查图像

4 点钟及 7 点钟方向可见 2007 年皮圈结扎后留存的白色瘢痕，并见交叉丛生的曲张静脉，表面有红色征（箭头）。

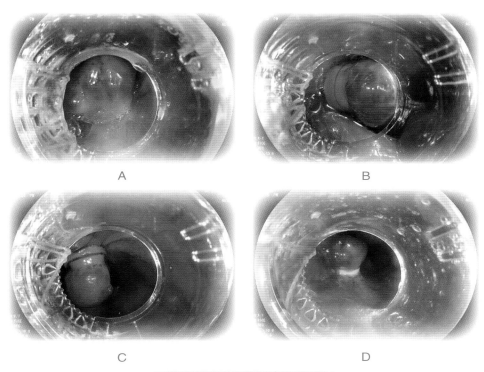

图 5.2-2 内镜下套环治疗

A—对瘢痕下丛状曲张静脉行皮圈单环结扎；B—对 9 点钟方向粗大曲张静脉行双环皮圈结扎；C—对 12 点钟方向粗大曲张静脉亦作双环结扎；D—最后对瘢痕间残留的曲张静脉作皮圈单环结扎

5

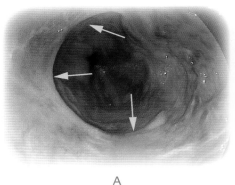
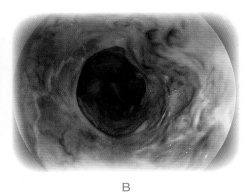

A   B

图 5.2-3 治疗后 34 天行内镜复查

A—除一处尚有明显的曲张静脉残留外，三处结扎点形成水平型瘢痕（箭头）；B—富士内镜 FICE 电子染色下曲张静脉水平型结扎后消失及残留更为清晰可辨

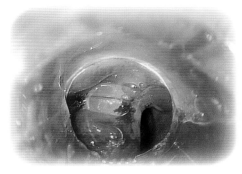
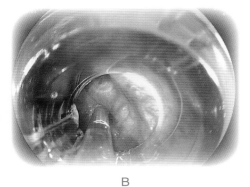

A   B

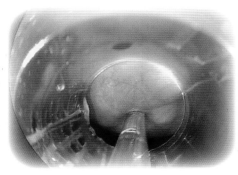

C

图 5.2-4 内镜下套环联用硬化剂治疗

A—对残留的曲张静脉行皮圈双环再结扎；B—插入注射针对残留的曲张静脉残端行硬化剂聚桂醇治疗；C—对另一处的曲张静脉残端亦行硬化剂聚桂醇治疗

　　述评　本例一次皮圈结扎治疗后 5 年未出血，对再发曲张静脉第二次结扎治疗，1 个月后大部分曲张静脉消退，仅残留 1 条曲张静脉，其余为细小的静脉残端。于是对曲张静脉行再结扎，同时在细小的静脉残端内做硬化剂注射治疗，方法简便有效且易掌握，值得推广应用。

5

6 区域性门脉高压胃静脉曲张及出血治疗

◎ 区域性门脉高压又称左侧门脉高压、局限性门脉高压，约占肝外门脉高压的 5%

◎ 区域性门脉高压的临床病因，最常见的是胰源性门脉高压如胰腺癌、胰腺炎后假性囊肿以及脾源性门脉高压、腹膜后源性门脉高压等

◎ 胰源性门脉高压的特点：具有胰腺疾病，明显的脾功能亢进，常有脾脏肿大，通常无肝病史

◎ 胰腺疾病导致脾静脉血栓形成；脾静脉受压、闭塞、回流障碍致脾胃区门静脉压力增高，出现胃底静脉曲张

◎ 孤立性胃底静脉曲张 (IGV-1 型) 是胰源性门脉高压的主要特征

◎ 内镜下黏合剂注射对止血及消退胃曲张静脉有效

◎ 根据病因，外科手术能治愈部分病例

6.1 区域性（胰腺癌性）门脉高压

朱某，男，68 岁，上海市人。平时健康，上腹部不适 2 个月，基层医院腹部 B 超未见异常，内镜检查诊断为慢性胃炎。中西药物对症治疗后临床症状改善，前来上级医院复查，消化专科门诊就诊后医师建议再行内镜检查。

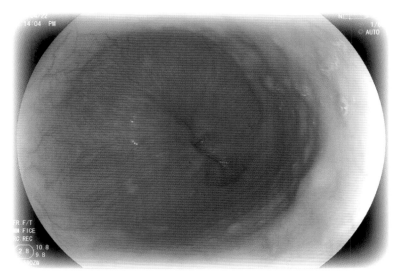

图 6.1-1　内镜检查图像

食管正常，未见静脉曲张及溃疡、糜烂等病灶。

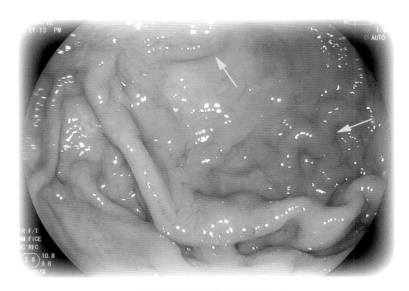

图 6.1-2　内镜检查图像

6

胃体、胃窦示萎缩性胃炎，十二指肠球部正常，胃底黏膜皱襞旁可见疑似扭曲的静脉曲张（箭头）。

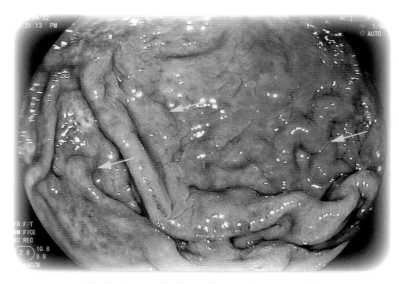

图 6.1-3　内镜 FICE 电子染色检查

　　清晰显示胃底迂曲的曲张静脉沿胃底黏膜皱襞分布并呈交叉衍生状（箭头）。

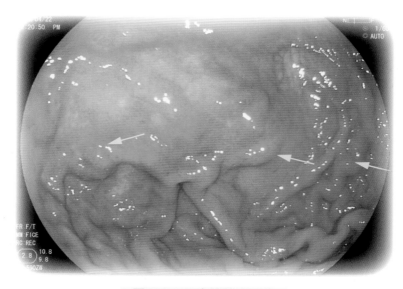

图 6.1-4　内镜检查图像

胃底疑似静脉呈交叉汇合状，部分胃底黏膜充血发红（箭头）。

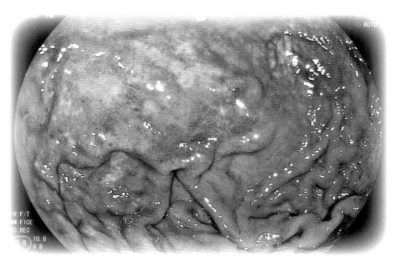

图 6.1-5　内镜 FICE 电子染色检查

　　清晰显示胃底纵横交叉的曲张静脉。

　　此类 IGV-1 型静脉曲张提示存在门脉高压，临床如无肝硬化表现，则应考虑胰源性或肠系膜源性等的门脉高压。

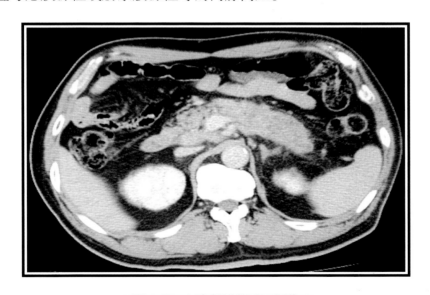

图 6.1-6　腹部增强 CT 图像

　　胰腺体尾部体积饱满，密度减低，强化程度较低 (8 cm × 3.5 cm)；CT 检查提示：胰腺癌。

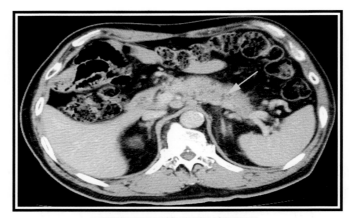

图 6.1-7　增强 CT 图像

可见脾门部血管稍迂曲，胰腺体尾部与脾静脉关系密切。

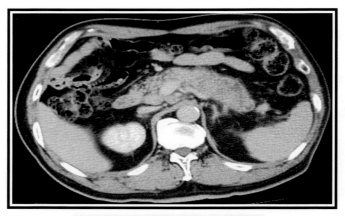

图 6.1-8　腹部增强 CT 图像

可见后腹膜增大的淋巴结。

　　述评　常规内镜检查时，对无食管静脉曲张的门脉高压患者往往漏诊或误判，尤其像本病例那样的孤立性且轻度的胃静脉曲张。老年患者以及有胰腺炎病史者，内镜下出现 IGV-1 型胃静脉曲张，应该首先考虑胰源性等门脉高压的可能。本病例由内镜发现 IGV-1 型胃静脉曲张，继而联想到胰源性的门脉高压，经 CT 检查证实为胰腺体尾部肿瘤，累及脾静脉。胰源性门脉高压患者经手术治疗能够完全消除门脉高压胃静脉曲张及其出血，值得临床工作者的高度关注。

6

6.2 区域性（胰腺炎后假性囊肿）门脉高压

　　周某，男，41岁，江苏省人。2007年因高脂血症引起急性胰腺炎，经内科积极治疗后痊愈；2008年发现胰腺体尾部巨大假性囊肿，此后多次出现呕血。CT等相关检查示胃底巨大曲张静脉瘤、脾脏肿大、胰腺假性囊肿，临床诊断胰腺假性囊肿、区域性门脉高压。遂行内镜下胰腺囊肿内穿刺引流，术后反复发生呕血。2012年12月行外科手术治疗，手术间胃曲张静脉破裂大出血导致休克，无法继续施行手术，经内科抗休克等治疗后逐步恢复。2013年1月再次呕血，紧急行三腔二囊管填塞止血，并择期行内镜检查和治疗。

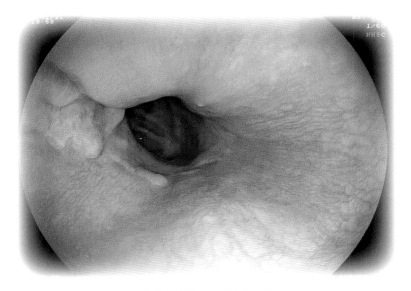

图 6.2-1　内镜检查图像

　　内镜检查前拔出三腔二囊管，食管下端见三腔二囊管填塞后溃疡形成，食管未见静脉曲张。

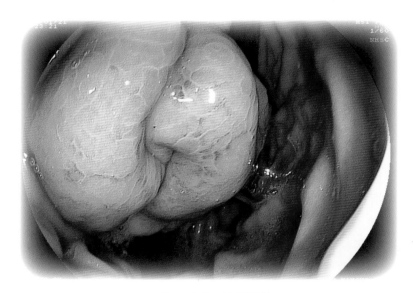

图 6.2-2　U 形倒镜观察

　　图中可见胃底部巨大分叶息肉样静脉瘤 (5.5 cm × 4.5 cm)，表面黏膜呈花斑蛇皮状门脉高压性胃病表现。

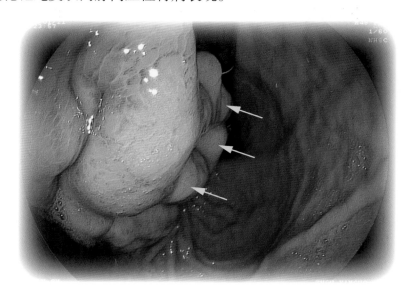

图 6.2-3　旋转内镜图像

　　巨大息肉样静脉瘤侧面为明显曲张及结节状（箭头），静脉瘤背后是倒置的胃镜镜身。

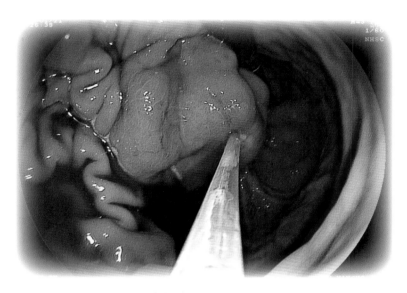

图 6.2-4　内镜直视下黏合剂硬化剂治疗

　　内镜下导入专用注射针，穿刺曲张静脉主瘤体，顺序注射 1% 聚桂醇 4.5 ml 及人体组织黏合剂 4 ml。

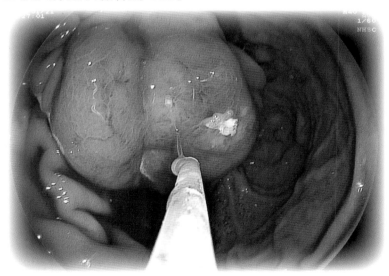

图 6.2-5　内镜治疗图像

　　黏合剂注射毕稍滞针后退出注射针，静脉瘤穿刺处的针孔已被乳白色黏合剂完整封堵。

6

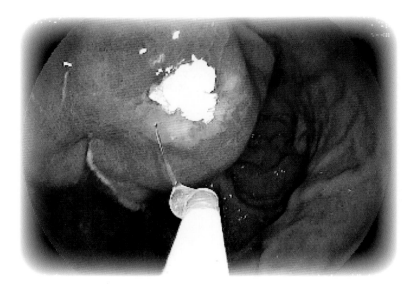

图 6.2-6　内镜下注射创面封堵完好

内镜黏合剂—硬化剂混合治疗后 6 个月无出血，一般状况好。拟外科会诊后再手术治疗。

述评　区域性门脉高压患者中，病因为胰腺炎后假性囊肿者占较大比例，这是应该引起临床工作者高度重视的。一旦明确诊断，门脉 CTA 检查可提供诸多信息，有条件者建议外科手术治疗，或有消除胃曲张静脉及区域性门脉高压完全治愈的可能。在控制出血方面，首推经内镜组织黏合剂治疗；联合应用硬化剂注射可望完全消退胃曲张静脉。

6.3　区域性（胰腺尾部癌）门脉高压

李某，男，80 岁，上海市人。上腹部隐痛不适、嗳气、饱胀感数月，门诊拟诊为功能性消化不良。应用胃肠促动力药物、中药及胃黏膜保护剂等治疗仍有上述症状。为排除胃癌可能，遂行内镜检查。

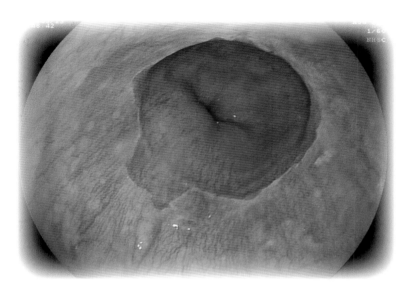

图 6.3-1　内镜检查图像

食管黏膜正常，食管下端及齿状线附近未见异常。

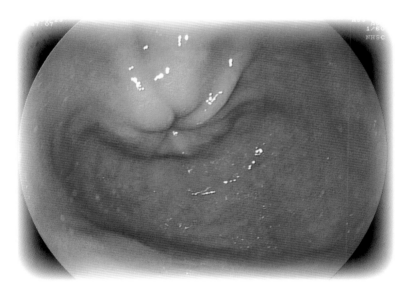

图 6.3-2　内镜检查图像

胃窦部黏膜红白相间，呈萎缩性胃炎样改变；胃蠕动正常。

6

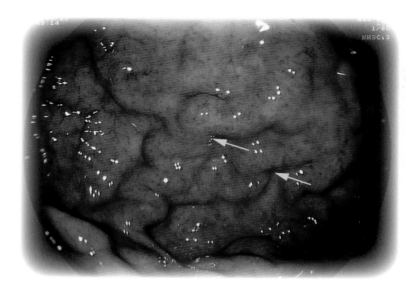

图 6.3-3　内镜 FICE 电子染色检查

胃底黏膜表面可见错综分布的曲张静脉，部分为迂曲结节状（箭头）。

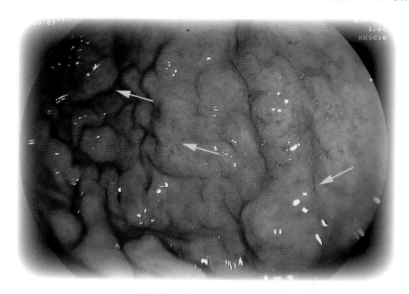

图 6.3-4　内镜检查图像

胃底黏液湖部的曲张静脉（箭头）形态各异。

6

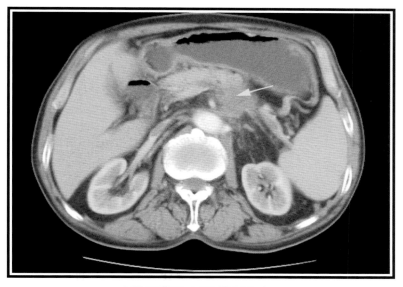

图 6.3-5　CT 检查图像

胰腺体尾部低密度肿块影，边缘不清，浸润至脾静脉周边，病灶 3 cm × 4 cm。

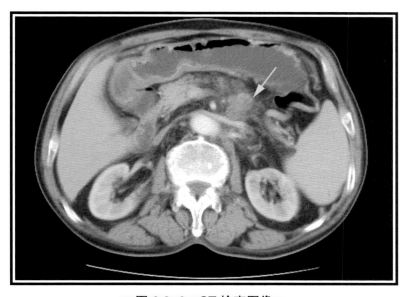

图 6.3-6　CT 检查图像

CT 检查提示：胰腺癌累及脾静脉及左肾上腺，腹膜后淋巴结肿大。结合内镜及 CT 表现诊断为胰腺癌、区域性门脉高压及胃底静脉曲张。

述评　本病例的上腹部症状不具特异性。经内镜检查发现胃底静脉曲张，这类孤立性胃底静脉曲张（IGV-1 型）最常见的病因就是胰腺炎和胰腺癌，且往往已累及脾静脉等才产生胃底静脉曲张；超声波和 CT 检查可给出明确诊断。胰源性胃静脉曲张形态大多为分支状或巨瘤状，部分患者可产生胃静脉曲张破裂的呕血或黑便，甚至导致出血性休克及死亡。本病例经明确诊断后采用中西医结合综合治疗。

6.4　区域性（胰腺炎后脾静脉粘连）门脉高压

杨某，男，49 岁，江苏省人。2003 年、2007 年两次患急性胰腺炎，内科治疗有效。2012 年初起多次呕血、黑便，内镜、CT 等检查示孤立性胃静脉曲张出血。2013 年 2 月再次呕血、黑便，2013 年 3 月在上海瑞金医院外科剖腹探查，发现脾脏、脾静脉与胰腺等严重粘连，无法施行分离及切除手术，建议改行内镜治疗。

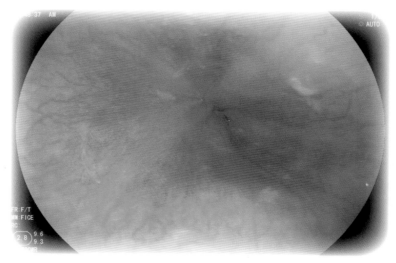

图 6.4-1　富士 EPK4450HD 内镜检查图像

食管黏膜正常，未见静脉曲张。

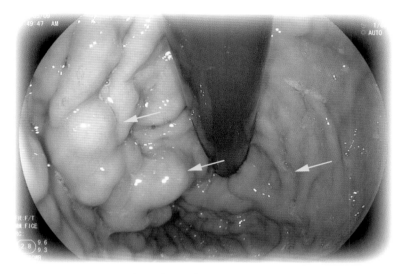

图 6.4-2　内镜检查图像

胃曲张静脉主瘤体呈不规则结节状（箭头）。

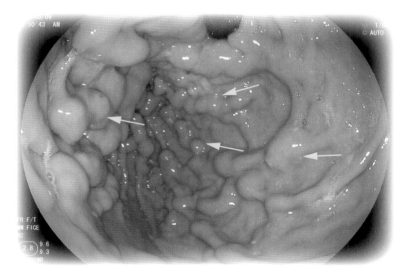

图 6.4-3　内镜检查图像

⑥

　胃底部可见大量条索及迂曲的曲张静脉（箭头），部分有明显结节状。

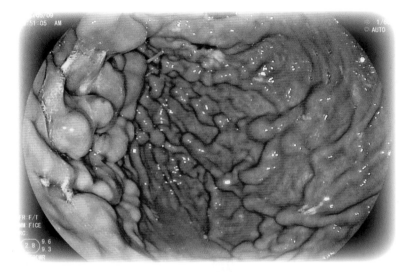

图 6.4-4　内镜 FICE 电子染色检查

清晰显示胃底广泛的曲张静脉，并见大量曲张静脉间的交通支。

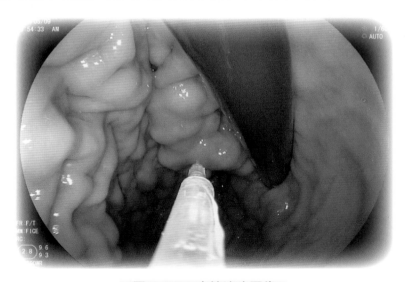

图 6.4-5　内镜治疗图像

对胃曲张静脉的主瘤体作穿刺，首先注入 1% 聚桂醇 4.5 ml。

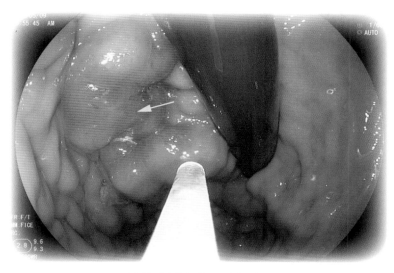

图 6.4-6　内镜治疗图像

再注入人体组织黏合剂 4 ml，继而推入生理盐水 2.5 ml，将注射针管道内残留的黏合剂推入静脉瘤体内，曲张静脉表面发红（箭头）；然后退出注射针。

述评　本病例为急性胰腺炎导致脾脏、脾静脉与胰腺等严重粘连，无法施行分离及切除手术。为预防这种区域性门脉高压的胃曲张静脉破裂再出血，内镜下行黏合剂—硬化剂混合注射治疗能有效控制或减少出血概率；但一般认为孤立性大曲张静脉瘤的治疗效果较好，而对广泛、条索状、多发的胃曲张静脉效果欠佳。

6

7 消退胃曲张静脉瘤的黏合剂——硬化剂混合治疗

◎ 食管静脉曲张的分类包括曲张静脉所在的部位（上、中、下段），并根据形态分为直行 (F1)、扭曲隆起 (F2) 和串珠样、结节样或瘤样 (F3)

◎ 胃静脉曲张分为食管胃静脉曲张的 GOV-1 型（胃曲张静脉位于小弯侧）和 GOV-2 型（胃曲张静脉位于大弯侧）

◎ 孤立性胃静脉曲张 IGV-1 型（曲张静脉位于胃底部）以及 IGV-2 型（胃体、胃窦和十二指肠的静脉曲张）

◎ 认识不同形态的胃静脉曲张对于消化内科及消化内镜的专科医师至关重要

◎ 门脉高压胃静脉曲张形态各异，其中不乏巨瘤状、葡萄串状及哑铃状者

◎ 胃静脉曲张破裂时出血量大，死亡率高

◎ 内镜下采用组织黏合剂治疗可控制胃静脉曲张急性出血，但单纯黏合剂治疗难以消除胃曲张静脉瘤

◎ 硬化剂的机化作用能有效消退曲张静脉，采用黏合剂——硬化剂的混合注射治疗能有效控制出血，并消退胃曲张静脉瘤，从而为门脉高压的其他治疗特别是外科手术争取了机会

7.1　食管和胃静脉曲张分类图解

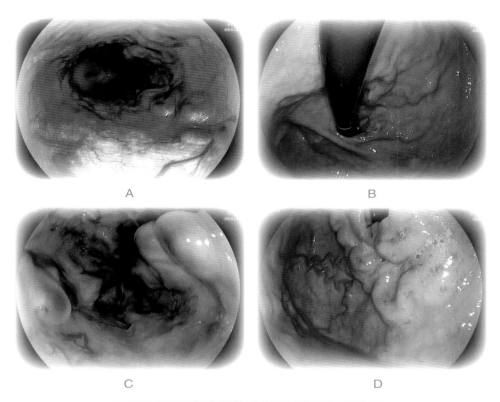

A   B

C   D

图 7.1-1　胃食管静脉曲张分类 (GOV 型)

　　胃食管静脉曲张 GOV-1 型。A—食管中下段 4 条中—重度曲张静脉 (FICE 电子观察)；B—同一患者食管静脉曲张沿胃小弯侧延伸至贲门，其远端距胃食管连接处小于 5 cm

　　胃食管静脉曲张 GOV-2 型。C—食管中下段见 3 条明显曲张静脉 (FICE 电子观察)；D—同一患者食管静脉曲张沿大弯侧延伸超过胃食管结合部至胃底， 曲张静脉延伸段呈迂曲结节状，表面少许红色征

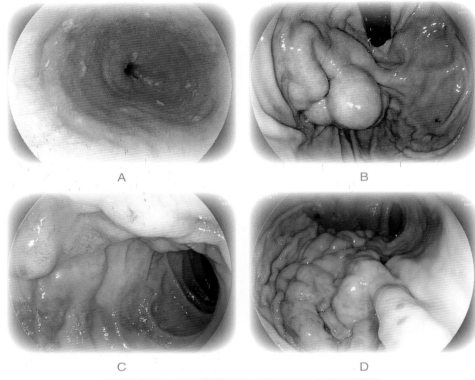

图 7.1-2　孤立性胃静脉曲张分类 (IGV 型)

　　孤立性胃静脉曲张 IGV-1 型。A—食管未见明显曲张静脉；B—同一患者胃底见巨大迂曲结节状曲张静脉团 (FICE 电子观察)，表面见红色征，胃食管连接处未见曲张静脉

　　孤立性胃静脉曲张 IGV-2 型。C—十二指肠球降部交界处见异位静脉曲张；D—另一患者胃体部见粗大迂曲条索状曲张静脉，表面红色征明显，并向远端延伸至胃窦

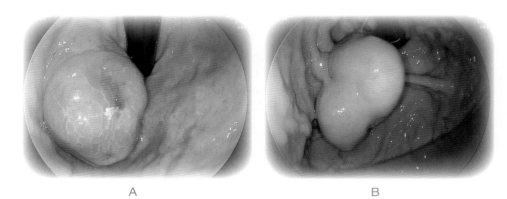

图 7.1-3　内镜下胃瘤状静脉曲张

　　A、B—胃底巨大瘤状曲张静脉团的不同表现

7

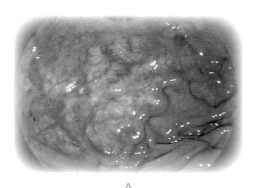
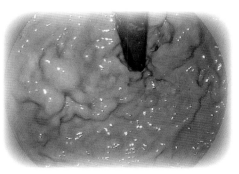

A　　　　　　　　　　　　　B

图 7.1-4　内镜下胃树枝状静脉曲张

A、B—胃底条索树枝状静脉曲张的不同表现

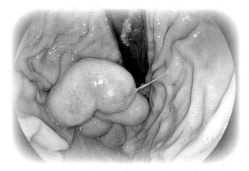
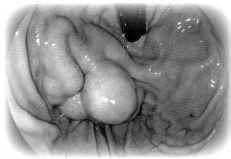

A　　　　　　　　　　　　　B

图 7.1-5　内镜下胃结节状静脉曲张

A、B—胃底结节状静脉曲张的不同表现

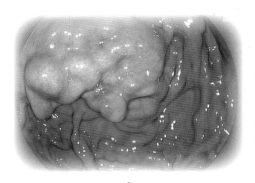
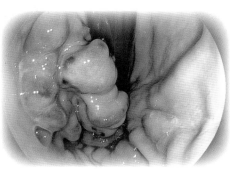

A　　　　　　　　　　　　　B

图 7.1-6　内镜下胃葡萄串状静脉曲张

A、B—胃底葡萄串状静脉曲张的不同表现

7

7.2　黏合剂联用硬化剂消除胃曲张静脉治疗

　　黄某，男，69 岁，上海市人。乙型肝炎后肝硬化患者，1 年来胃曲张静脉破裂反复呕血、黑便；因肝功能严重失代偿，无法施行外科手术治疗，拟行内镜下黏合剂治疗。

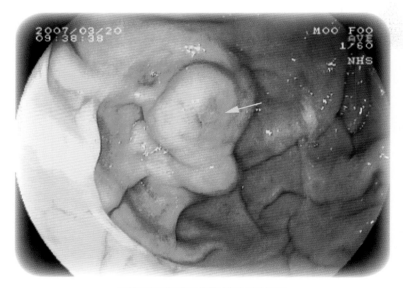

图 7.2-1　内镜检查图像

　　2007 年 3 月，内镜下示胃底瘤状巨大曲张静脉 (3 cm×2.5 cm) 静脉瘤体表面见近期破裂出血后的黏膜表浅糜烂 (箭头)。

7

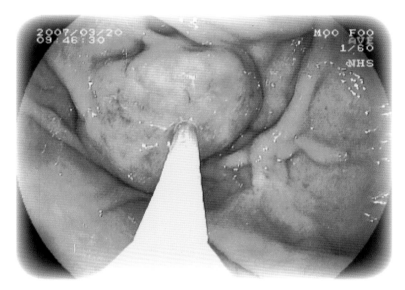

图 7.2-2 内镜治疗图像

静脉瘤体内注入硬化剂乙氧硬化醇 5 ml、组织黏合剂 3 ml。

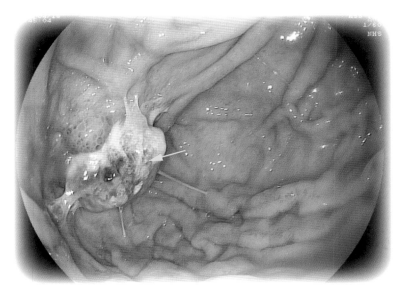

图 7.2-3 治疗 27 天后内镜复查

7

曲张静脉瘤体明显缩小，表面见愈合中的溃疡创面，上复厚苔（箭头）。

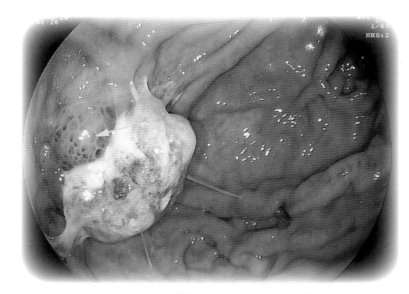

图 7.2-4　内镜 FICE 电子染色观察

清晰显示胃底溃疡创面旁残留的曲张静脉端（箭头）。

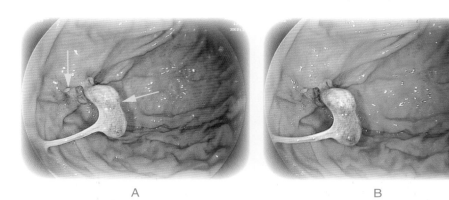

A　　　　　　　　　　　　　　　　　　　　B

图 7.2-5　治疗后 52 天内镜复查

　　A—原巨大曲张静脉瘤体完全塌陷（左箭头），溃疡面上悬晃着待排的茄状胶体物（右箭头）；B—胃底部的胃黏膜向塌陷溃疡集中

7

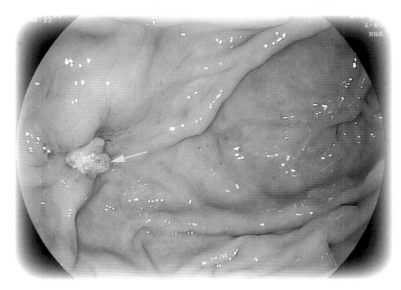

图 7.2-6　治疗后 111 天内镜复查

原溃疡创面明显愈合，仅存约 10 mm×8 mm 愈合中的溃疡面（箭头）。

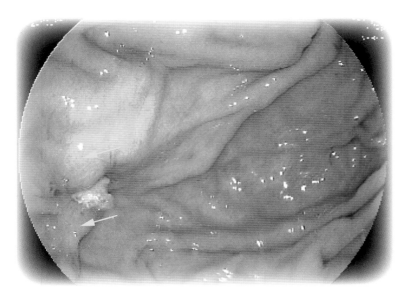

图 7.2-7　内镜下电子染色观察

7

溃疡凹陷面周边的胃黏膜苍白改变（箭头），提示其下方已机化。

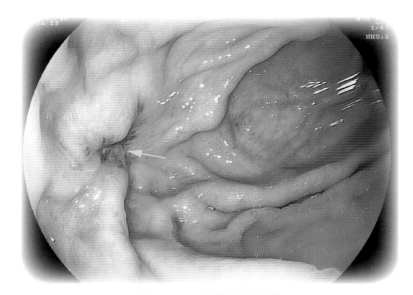

图 7.2-8　内镜复查图像

2007 年 7 月 30 日，溃疡创面的大部分白苔已脱落（箭头）。

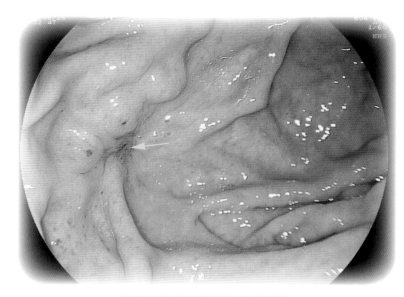

图 7.2-9　内镜复查图像

治疗后 1 年余（2008 年 6 月 25 日）内镜复查中见原巨大曲张静脉瘤体消失，溃疡后瘢痕形成，中央微凹（箭头）。

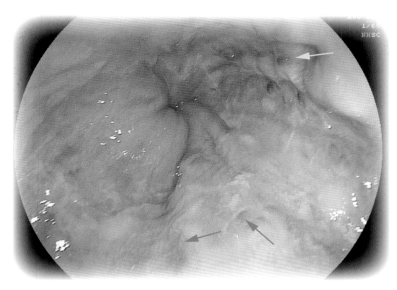

图 7.2-10　内镜复查图像

　　治疗后 2 年半期间，患者一般情况良好，无临床出血；2009 年 11 月 5 日内镜复查见食管曲张静脉（绿色箭头）及少量红色征（黄色箭头）。

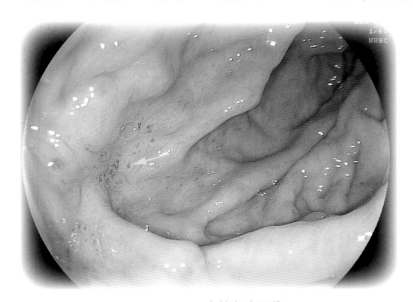

图 7.2-11　内镜复查图像

胃底部黏合剂—硬化剂治疗创面愈合后的瘢痕（箭头）。

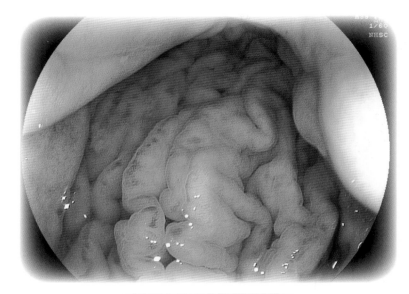

图 7.2-12 内镜复查图像

胃体部大弯侧的胃黏膜表面见门脉高压性胃病的散在性红斑；自2007 年 3 月治疗后 5 年多时间内一直未出血，直至 2012 年 5 月因肝癌去世。

　　述评　本病例严重肝硬化失代偿、胃静脉曲张多次破裂导致反复呕血，经一次内镜黏合剂—硬化剂联合注射治疗，巨大曲张静脉瘤完全消退，5 年多无出血，生活质量相对良好，直至演变为肝癌后去世。尽管这种内镜治疗并没有解决患者的门脉高压，但简便的内镜按需治疗的有效性值得临床深入探索和总结。

7.3　胃静脉曲张黏合剂—硬化剂治疗 5 年后出血内镜再治疗

张某，男，58 岁，上海市人。2007 年 11 月因肝炎后肝硬化胃底静脉曲张反复出血行内镜下黏合剂—硬化剂联合治疗一次，治疗后多次复查示胃曲张静脉消退。此后的 5 年半时间内无出血，全身情况良好。

至 2013 年 5 月初突然出现黑便及呕血。经药物治疗控制急性出血后行内镜检查及治疗。

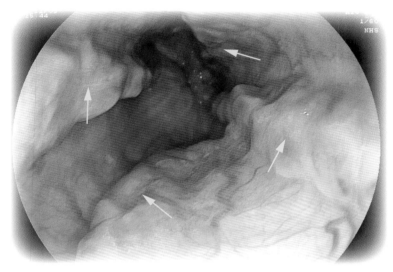

图 7.3-1 2007 年 11 月的呕血、黑便控制后行内镜检查

食管中下段 4 条曲张静脉（箭头），表面未见明显红色征及其他出血征像。

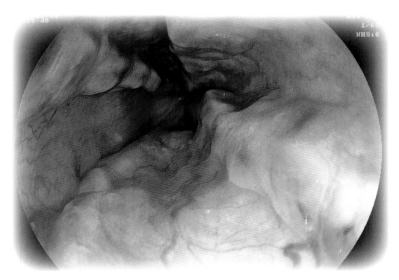

图 7.3-2 内镜下 FICE 电子染色观察

食管曲张静脉呈直形，未见红色征。

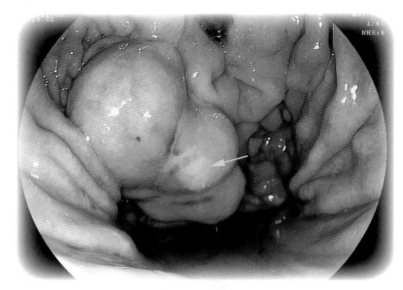

图 7.3-3　内镜检查图像

贲门胃底部见巨大胃曲张静脉瘤 (4.5 cm × 2.5 cm)，静脉瘤体表面见红色征及疑似出血后痕 (箭头)。

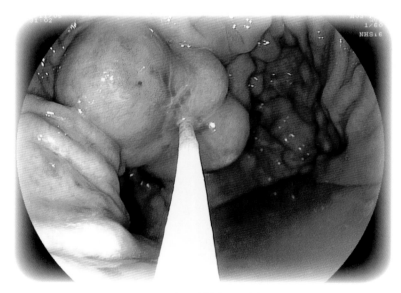

图 7.3-4　内镜治疗图像

内镜下对胃曲张静脉瘤体穿刺，注入 1% 聚氧乙烯月桂醇醚（聚桂醇）5 ml 及组织黏合剂 3 ml。

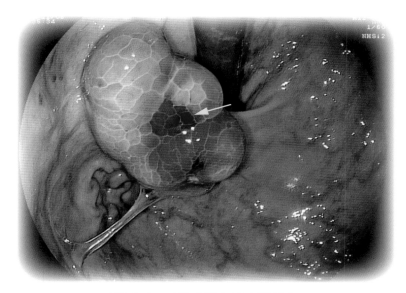

图 7.3-5　治疗后 3 天内镜复查

曲张静脉瘤呈蛇皮及网格样改变，注射处表面充血发红（箭头）。

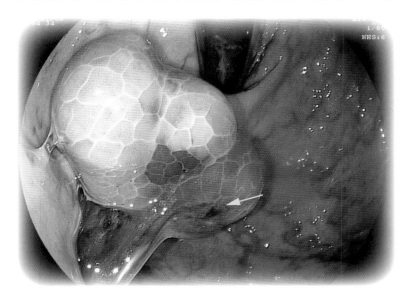

图 7.3-6　内镜复查图像

7

充血发红的主瘤体 6 点钟方向可见疑似溃疡样改变（箭头）。

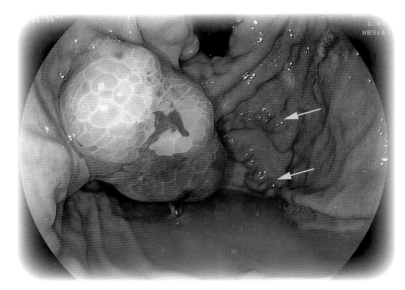

图 7.3-7　治疗后 1 周内镜复查

胃曲张静脉表面性状与前相同。静脉瘤体后见多条曲张静脉（箭头）。

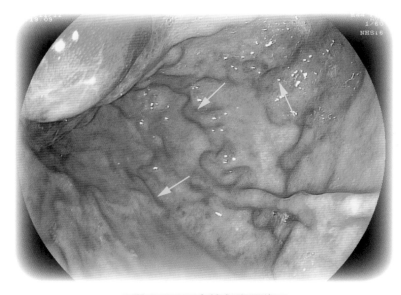

图 7.3-8　内镜复查图像

巨大静脉瘤下的胃黏液湖内见多条迂曲的胃曲张静脉（箭头）。

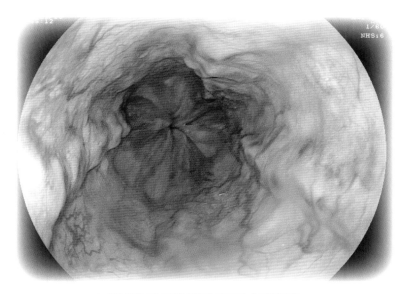

图 7.3-9　治疗后 50 天内镜复查

食管静脉曲张依旧。

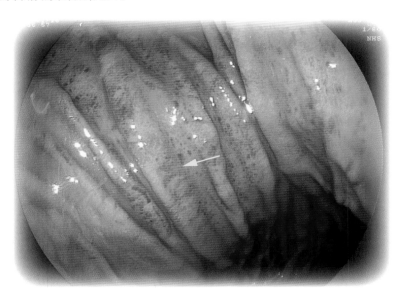

图 7.3-10　内镜复查图像

7

胃体部出现散发的门脉高压性出血样斑点（箭头）。

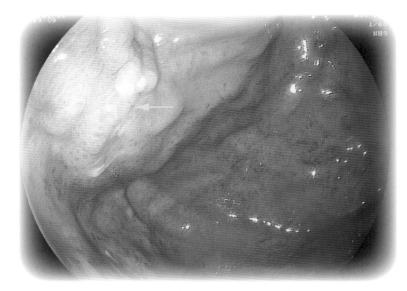

图 7.3-11　内镜复查图像

巨大胃底曲张静脉瘤完全消失，局部胃黏膜略呈增粗肥厚状（箭头）。

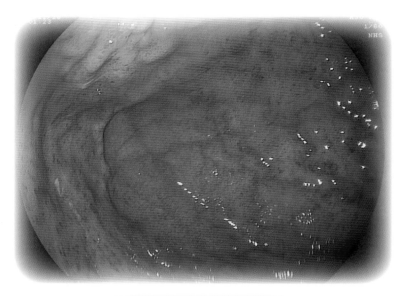

图 7.3-12　内镜复查图像

7

胃黏液湖底及近旁的曲张静脉亦在消退中。

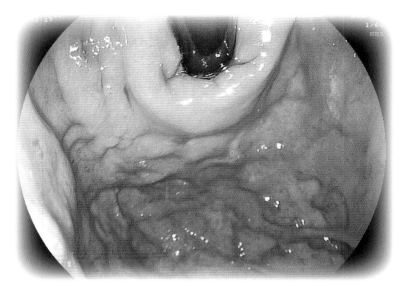

图 7.3-13 2008 年 3 月内镜复查

内镜下未见胃曲张静脉瘤。

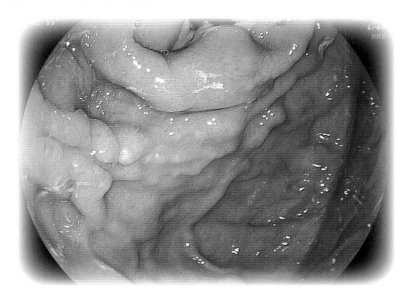

图 7.3-14 治疗后 1 年内镜复查

7

2008 年 11 月的内镜复查仍未见胃曲张静脉瘤再现，患者一般状况良好。

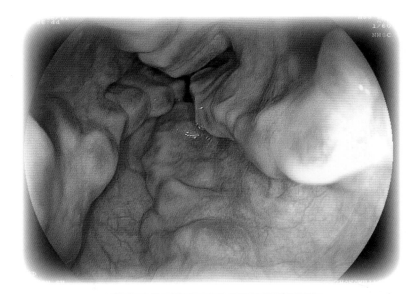

图 7.3-15　2012 年 6 月内镜复查

患者无不适，亦无临床出血；但内镜检查示食管静脉曲张明显。

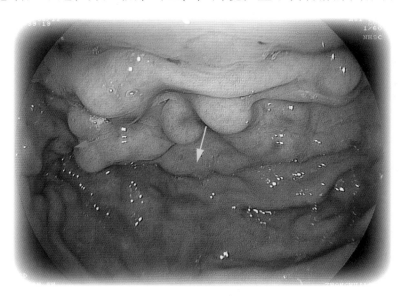

图 7.3-16　内镜复查图像

前壁方向胃底原有巨大曲张静脉瘤处黏膜呈塌陷状（绿色箭头），中央黏膜可见条索状小静脉又现（黄色箭头）。

7

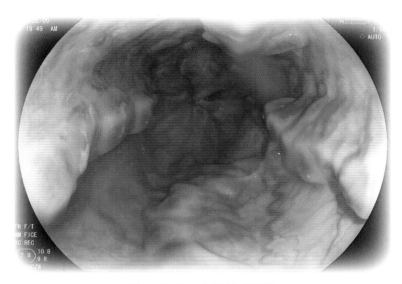

图 7.3-17 内镜检查图像

2013 年 5 月初突发呕血、黑便。药物止血治疗后择期行富士 EPK4450HD 内镜检查，食管见 4 条明显曲张静脉。

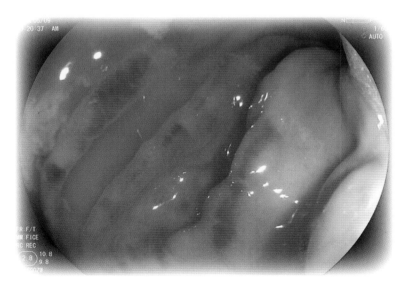

图 7.3-18 内镜检查图像

胃体黏膜呈出血样花斑的门脉高压性胃病。

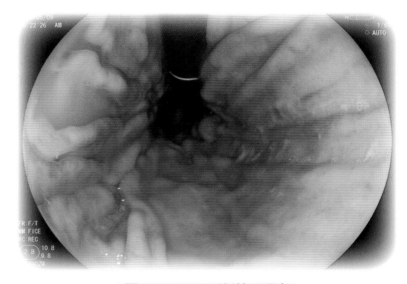

图 7.3-19　U 形倒镜下观察

胃体出血性红斑呈西瓜条纹状。

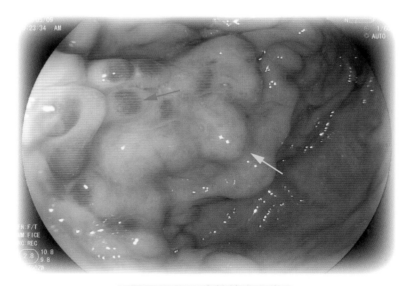

图 7.3-20　内镜检查图像

贲门至胃底部见散发结节状胃曲张静脉（黄色箭头），表面有出血花斑（绿色箭头）。

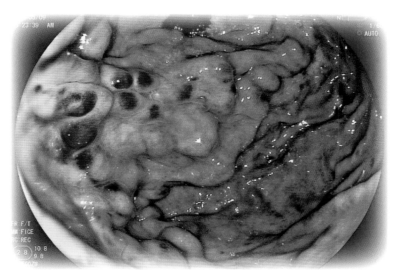

图 7.3-21　内镜 FICE 电子染色观察

清晰显示胃底曲张静脉的范围及紫葡萄色的门脉高压性胃病。

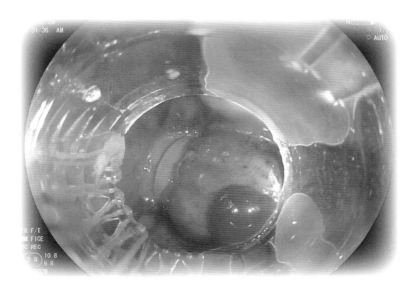

图 7.3-22　内镜下套环治疗

　　鉴于并无胃曲张静脉出血依据，而食管静脉曲张明显且 6 年来从未治疗，拟行内镜下食管曲张静脉皮圈结扎；镜下对粗大的曲张静脉行皮圈双环结扎。

7

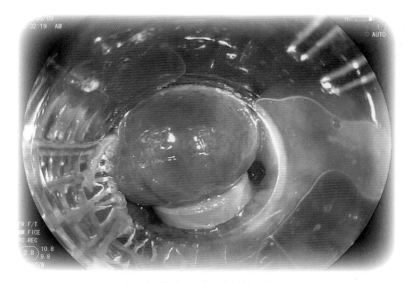

图 7.3-23　内镜下套环治疗

再行对侧曲张静脉皮圈结扎治疗。

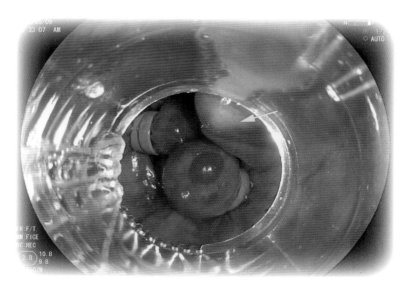

图 7.3-24　内镜下套环治疗

7

对称性结扎处在同一水平面上；内镜下 2 点钟方向的粗大曲张静脉（箭头）尚待结扎。

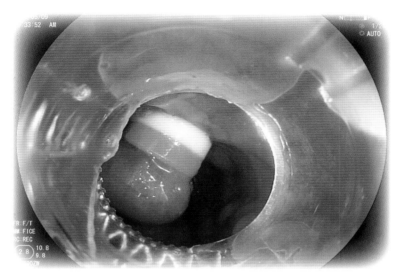

图 7.3-25　内镜下套环治疗

对粗大的曲张静脉再行双环结扎治疗。

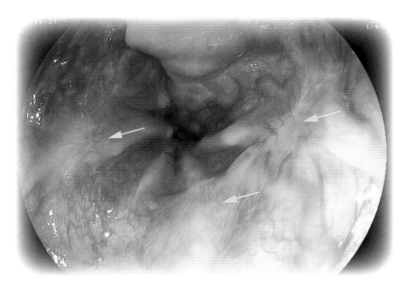

图 7.3-26　结扎治疗 38 天后内镜复查

7

　　除 12 点钟方向仍有明显曲张静脉外，其余 3 条曲张静脉瘢痕形成，消退明显（箭头）。

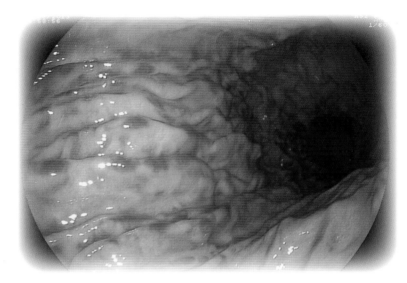

图 7.3-27　内镜复查图像

胃体部黏膜广泛性出血样红斑，提示门脉高压性胃病。

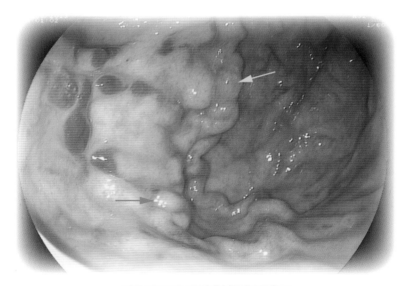

图 7.3-28　内镜复查图像

7

胃底苍白略塌陷黏膜为 2007 年 11 月黏合剂—硬化剂注射后胃曲张静脉消退处（绿色箭头），旁侧可见轻度再发的扭曲形曲张静脉（黄色箭头）。

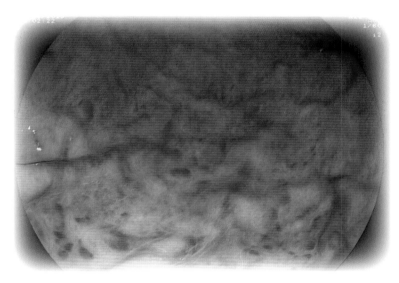

图 7.3-29　内镜复查图像

胃窦、体部交界处亦见大量出血样红斑。

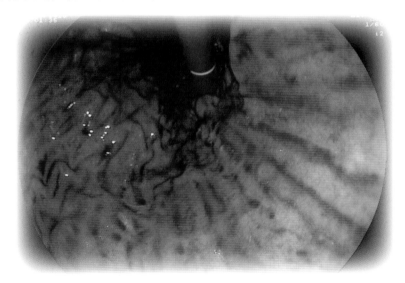

图 7.3-30　U 形倒镜下观察

图中可见胃体、胃底部出血样红斑呈西瓜纹理状。

鉴于这种黏合剂—硬化剂以及皮圈结扎后食管和胃曲张静脉有效消退，但产生了门脉高压性胃病的情况，除应用普萘洛尔外，建议施行外科分流手术或 TIPS 治疗。

述评　患者因肝炎后肝硬化，导致门脉高压巨瘤样胃静脉曲张破裂出血，2007年11月内镜下黏合剂联用硬化剂注射治疗一次，巨大的胃曲张静脉消退达5年多，且无临床再出血，疗效明显且持久。2013年5月初因食管静脉曲张出血，择期内镜下皮圈双环结扎治疗，曲张静脉消退，临床出血停止。门脉高压患者的食管及胃静脉曲张经内镜治疗后的有效消退，导致门脉高压性胃病的产生甚至加重，此类患者可引起上消化道大量出血，除应用普萘洛尔外，应施行分流手术或TIPS治疗，有条件时应行肝脏移植手术。这种根据临床实际情况和患者意愿开展的按需治疗应该积极提倡。

8 门脉高压性胃病的内镜识别与治疗

◎ 门脉高压性胃病 (PHG) 通常分轻重两型

◎ 轻型 PHG 包括黏膜表面细小红点灶或猩红热样疹；在条纹状外观的黏膜皱褶表面出现表浅红斑；红色或粉红色水肿黏膜上出现细白色网状间隔，类似蛇皮样或马赛克样或镶嵌图案样改变，多发于胃底和胃体，常无症状或仅为大便隐血阳性

◎ 重型 PHG 包括散在的樱桃红样斑点和 (或) 弥漫性出血性胃炎，可出现黑便和 (或) 呕血

◎ PHG 以马赛克样或镶嵌图案样改变最常见，多发于胃底和胃体

8.1 门脉高压性胃病分类图解

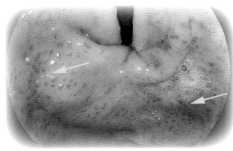

A

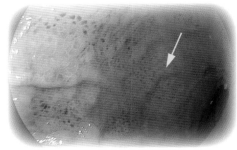

B

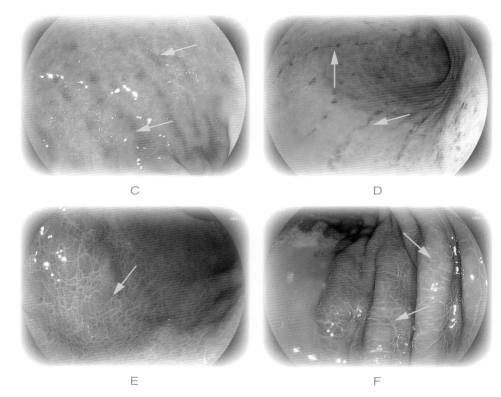

C　　　　　　　　　　　D

E　　　　　　　　　　　F

图 8.1-1　轻型门脉高压性胃病

　　A—U 形倒镜观察到贲门及胃底黏膜表面的细小红点灶（箭头）；B—胃体黏膜猩红热样疹（箭头）；C、D—胃体黏膜在条纹状外观的皱褶表面出现表浅红斑（箭头）；E—胃体部红色或粉红色水肿黏膜上出现细白色网状间隔，类似蛇皮样（箭头）；F—胃体黏膜马赛克样改变或镶嵌图案样改变（箭头）

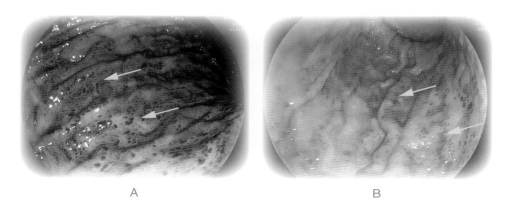

A　　　　　　　　　　　B

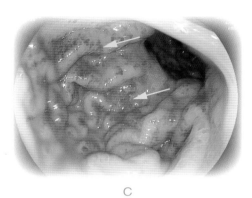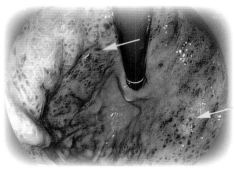

C   D

图 8.1-2　重型门脉高压性胃病

A、B—胃体部散在的出血性樱桃红样斑点（箭头）；C、D—弥漫性出血性胃炎改变（箭头）

重型 PHG 多发于胃底和胃体部黏膜。

8.2　反复黑便的门脉高压性胃病出血

苏某，女，73 岁，上海市人。乙型肝炎后肝硬化，CT、B 超检查提示肝硬化门脉高压多年。近 3 个月来反复出现黑便，无呕血。此前从未进行过内镜检查。

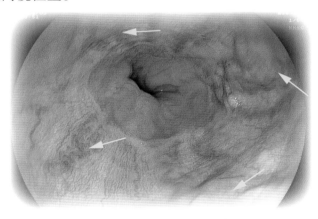

图 8.2-1　内镜检查图像

食管下端多条轻度曲张静脉（上、中、下箭头），3 点钟方向为中度静脉曲张（右箭头）。

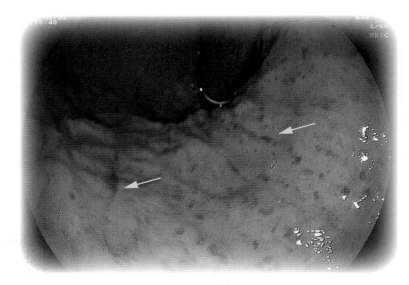

图 8.2-2　内镜检查图像

胃体垂直部见大量散在的出血性红斑（箭头）。

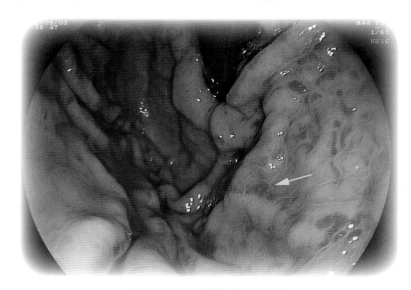

图 8.2-3　内镜检查图像

近贲门部胃体黏膜为蛇皮花斑样改变，表面散布出血性红斑（箭头）。

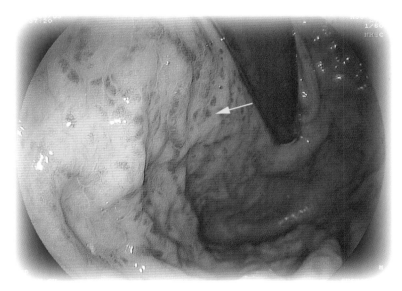

图 8.2-4　内镜检查图像

对侧的胃体胃底部亦有大量出血性红斑 (箭头)。

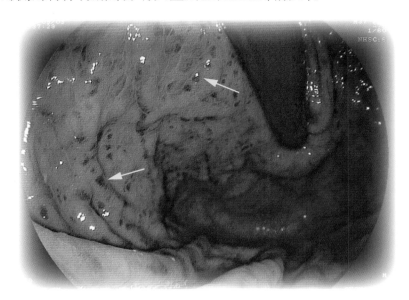

图 8.2-5　内镜 FICE 电子染色检查

图中显示的出血红斑为褐色 (箭头)。

8

述评　门脉高压性胃病中的轻型者大多无临床症状；重型者往往出现黑便，少数患者可出现大量呕血甚至休克。本病例在临床上主要表现为黑便，内镜检查后迅速作出明确诊断；使用特利加压素等血管活性药物可有效控制出血。外科分流手术、肝脏移植等措施能有效降低门脉高压，消除和控制门脉高压性胃病出血。

8.3　门脉高压致胃及十二指肠毛细血管扩张

陈某，女，73岁，山东省人。上腹部不适1年，时有黑便。CT检查示血吸虫性肝硬化伴门脉高压形成。

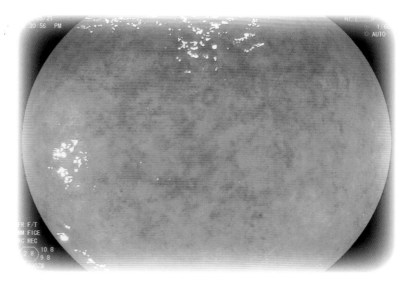

图 8.3-1　内镜检查图像

内镜检查除见食管和胃底轻度静脉曲张外，胃窦部黏膜可见形似胃炎的红白相间的改变。

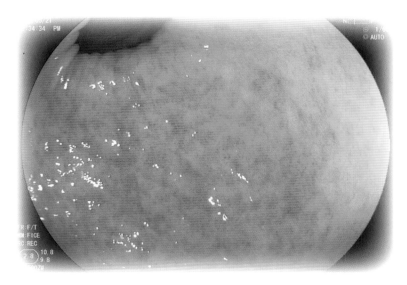

图 8.3-2　内镜检查图像

近镜观察胃窦部黏膜呈散在性红斑样改变。

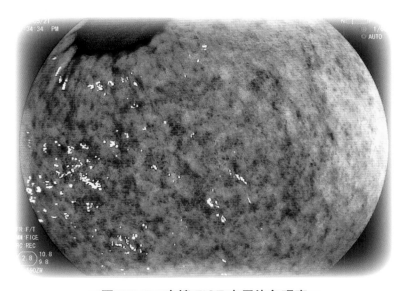

图 8.3-3　内镜 FICE 电子染色观察

黏膜红斑为毛细血管扩张。

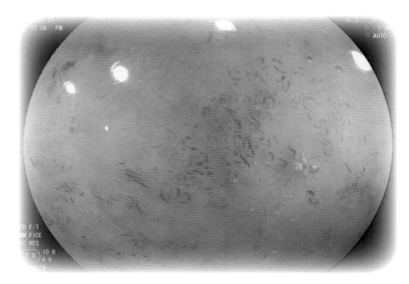

图 8.3-4　内镜检查图像

十二指肠球部可见散在的毛细血管扩张。

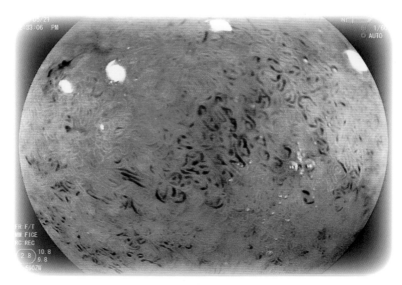

图 8.3-5　内镜 FICE 电子染色观察

十二指肠球部毛细血管呈丛状扩张，这一现象是门脉高压胃肠病中的特征性表现。

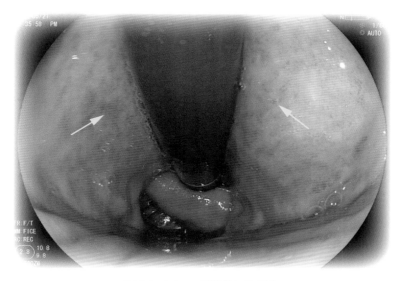

图 8.3-6 U 形倒镜下观察

胃体上部及贲门部黏膜呈广泛性红斑样改变（箭头）。

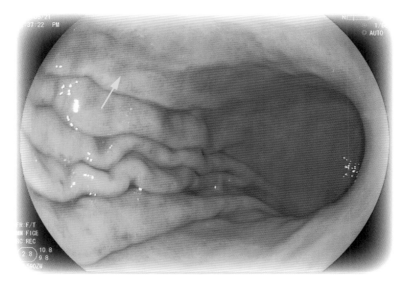

图 8.3-7 内镜检查图像

胃体黏膜呈广泛性黏膜红斑样改变（箭头）。

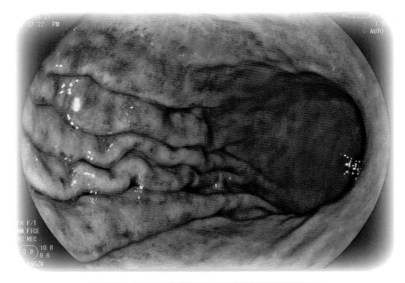

图 8.3-8　内镜 FICE 电子染色观察

胃体部广泛性红斑为毛细血管扩张。

　　述评　此类病例无严重的食管和胃静脉曲张,主要表现为全胃及十二指肠球部毛细血管扩张的门脉高压性胃病者并不多见,结合病史及 CT 检查、有关实验室检测能够作出正确诊断。随着病程的延长,此类患者会逐渐出现明显的食管和(或)胃静脉曲张,亦会产生门脉高压性胃肠道出血。

8.4　重度门脉高压性胃病突发呕血和黑便

　　蔚某,女,48 岁,内蒙古人。肝硬化门脉高压数年,原因不明;常感乏力,坚持日常工作且在中西医药物治疗中。数天前突然呕少量咖啡样液体,并伴有黑便。

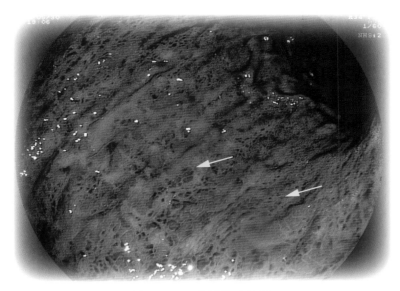

图 8.4-1　内镜检查图像

胃体部黏膜呈广泛性斑点状出血（箭头）。

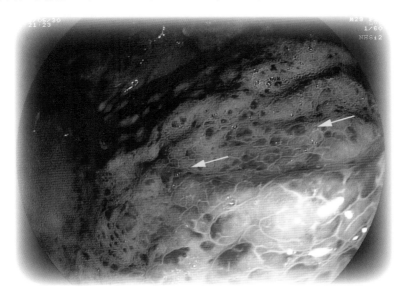

图 8.4-2　内镜检查图像

近镜观察时，在蛇皮网格状的胃黏膜表面散见樱桃色的出血红斑（箭头）。

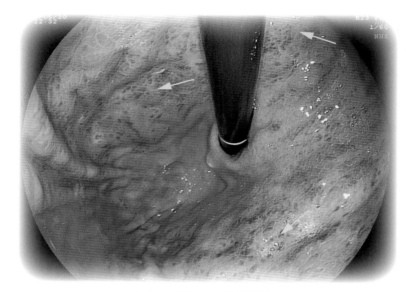

图 8.4-3 U 形倒镜观察

胃体上部及贲门部黏膜广泛性红斑样改变（箭头），但胃底部少见。

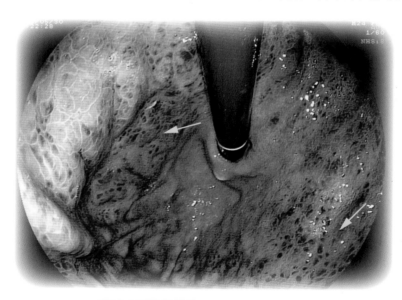

图 8.4-4 内镜 FICE 电子染色观察

胃体上部及贲门部亦呈广泛的蛇皮网格状的黏膜，表面散见樱桃色的出血（箭头）红斑。

述评 门脉高压性胃病中，诸如胃黏膜蛇皮样改变、猩红热样疹等不会产生明显的消化道出血；但如本病例的樱桃色样出血红斑等重度门脉高压性胃病也可产生大量呕血、黑便等。

8.5 表现为出血样血泡的门脉高压性胃病

方某，男，56岁，上海市人。肝炎后肝硬化5年，多次发生呕血和（或）黑便，出血后常伴有腹腔积液及下肢水肿。近1周来再次出现黑便。

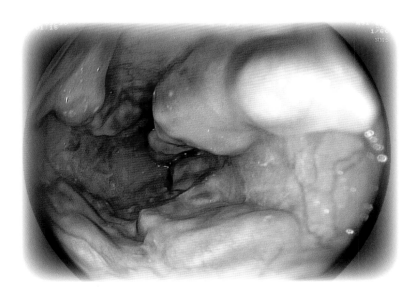

图 8.5-1 内镜检查图像

图中可见食管多条静脉曲张，伴少量红色征。

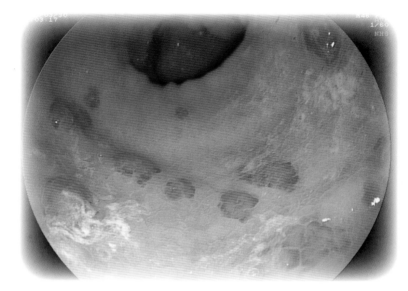

图 8.5-2　内镜检查图像

胃窦部多发红斑样血泡。

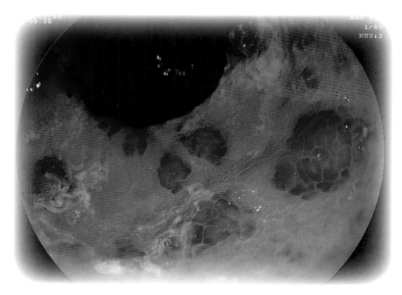

图 8.5-3　内镜 FICE 电子染色观察

出血样血泡呈紫玫瑰色。

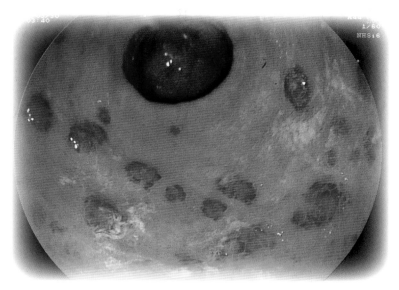

图 8.5-4 内镜检查图像

出血样血泡表面隆起呈炎性增生状，表面黏膜蛇皮状伴有毛细血管扩张。

述评 类似此出血性血泡的门脉高压性胃病罕见。内镜下仔细观察，这些出血泡下的胃黏膜也是花斑网格状的，具有明显的肝硬化门脉高压毛细血管扩张的特点。

8.6 胃静脉曲张内镜黏合剂联合硬化剂治疗后产生门脉高压性胃病

鲁某，男，58岁，浙江省人。肝硬化门脉高压导致胃静脉曲张破裂出血，因肝功能差及大量腹腔积液，外科建议先行内镜治疗，待全身状况好转后再择期外科手术治疗。

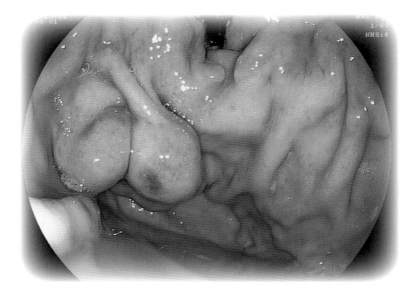

图 8.6-1　内镜检查图像

胃底部见哑铃状的巨大曲张静脉。

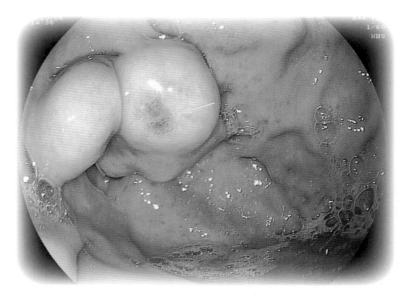

图 8.6-2　内镜检查图像

胃底曲张静脉表面可见近期破裂出血口愈合过程中形成的黏膜充血及糜烂（箭头）。

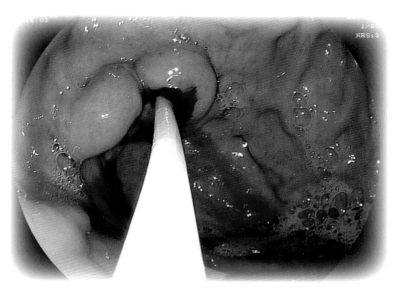

图 8.6-3　内镜黏合剂—硬化剂治疗图像

在胃曲张静脉破裂出血处愈合中的糜烂静脉旁 1 cm 处穿刺，行黏合剂—硬化剂混合注射。

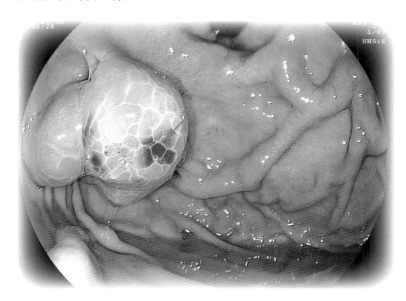

图 8.6-4　治疗 3 天后内镜复查

黏合剂—硬化剂混合注射的曲张静脉表面黏膜呈轻度门脉高压性胃病的蛇皮网格样改变（箭头）。

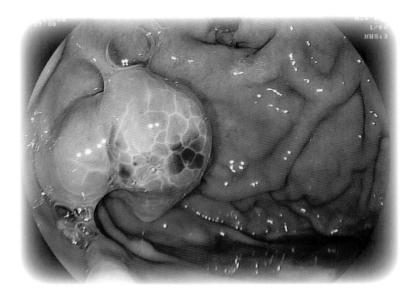

图 8.6-5 内镜 FICE 电子染色观察

蛇皮网格样变的轻度门脉高压性胃病显得更为清晰。

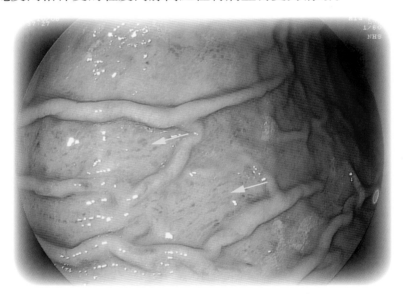

图 8.6-6 内镜检查图像

胃体部黏膜表面还可见到散在出血样斑点（箭头）。

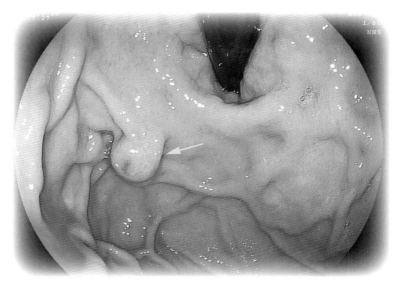

图 8.6-7　黏合剂—硬化剂治疗后 42 天内镜复查

胃静脉曲张明显消退缩小，形成直径约 1 cm 的息肉（箭头）。

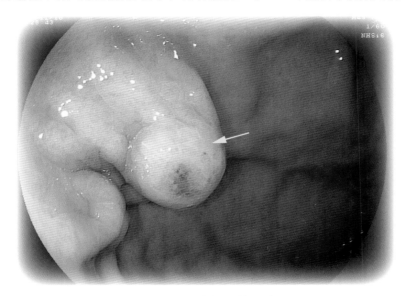

图 8.6-8　内镜近镜观察

图中可见轻度门脉高压性胃病的蛇皮网格样变（参见图 8.6-5）消退（箭头）。

述评　本病例及其他诸多临床实践证明，食管及胃静脉曲张经硬化剂、皮圈结扎和黏合剂治疗后，特别是曲张静脉有效消退的情况下可产生门脉高压性胃病，部分患者经过一段时间可消退。

8.7　突发大量呕血的门脉高压性胃病

汪某，男，55岁，上海市人。上腹部不适数年，未行体检。不明原因地突发大量呕吐咖啡样液体并持续出现黑便，急诊入院检查、治疗。

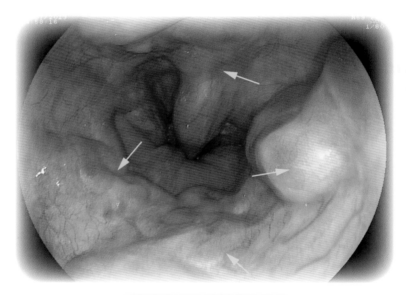

图 8.7–1　内镜检查图像

食管多条迂曲及结节状曲张静脉（箭头），未见明显红色征。

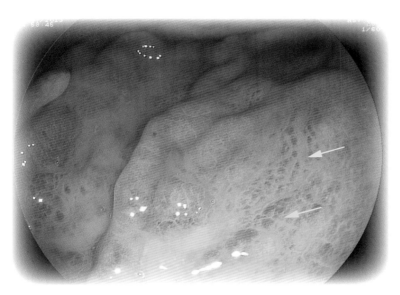

图 8.7-2　内镜检查图像

胃体黏膜见散在出血红斑（箭头）。

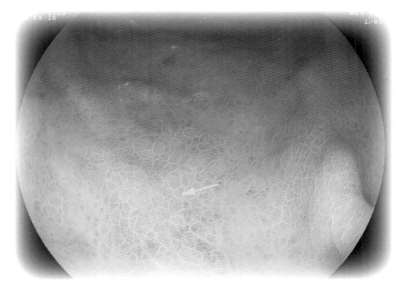

图 8.7-3　内镜检查图像

胃体、窦交界处黏膜马赛克样改变（箭头）。

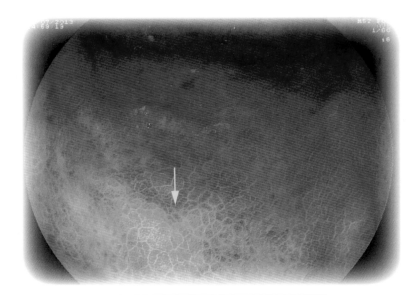

图 8.7-4 内镜 FICE 电子染色检查

胃黏膜亦呈细白网格样改变（箭头）。

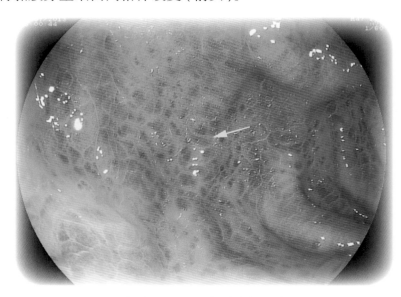

图 8.7-5 内镜检查图像

胃体近胃底黏膜广泛性出血斑点（箭头）。

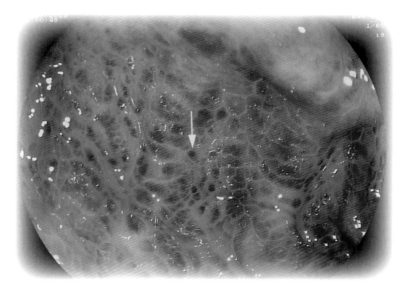

图 8.7-6　内镜 FICE 电子染色检查

图中可见出血斑点呈熟樱桃样色泽（箭头）。

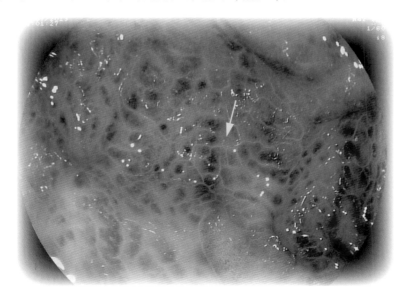

图 8.7-7　内镜检查图像

胃体黏膜背景为花斑网格（箭头）的门脉高压性胃病。

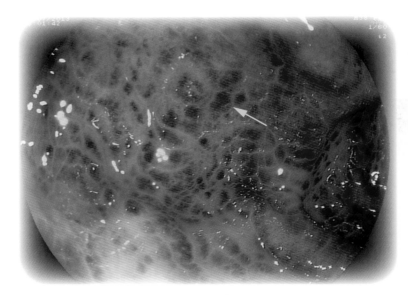

图 8.7-8　内镜检查图像

密集的樱桃样出血斑点略高于（箭头）胃黏膜面。

　　述评　门脉高压性胃病往往发生在门脉高压疾病进展过程中，特别是多次内镜硬化剂、皮圈结扎以及黏合剂治疗后；也可发生在外科脾脏切除断流手术后；部分患者以门脉高压性胃病出血为首发症状。本病例的内镜检查证实胃窦部为轻度门脉高压性胃病，胃体胃底部为伴出血的重度门脉高压性胃病。内镜检查可迅速作出诊断，从而提示临床采取正确的降低门脉压力的药物治疗方法，常常能有效控制出血征象。

附录1 门脉高压出血的内镜治疗操作技巧

◎ 各类病因引起的门脉高压临床出血主要包括食管和（或）胃静脉曲张破裂出血、门脉高压性胃病(PHG)或门脉高压性肠病出血、肛肠静脉曲张出血等，其中食管和（或）胃静脉曲张破裂出血占临床90%以上

◎ 门脉高压出血的内镜治疗主要指控制食管及胃静脉曲张破裂出血以及消退这些曲张静脉

1.1 术前准备和应急预案

包括门脉高压患者上消化道急性出血后24～48小时内紧急干预性治疗以及出血后的择期内镜治疗。内镜检查和治疗的操作者应具备较娴熟的内镜操控技能以及应变能力；术前亲自检查患者状况以及参与同患者或其家属谈话（告知知情同意书的内容）。食管及胃内基本排空积血，具有清晰视野是内镜检查和（或）治疗成功的关键，因此采用特利加压素、生长抑素及其类似物，甚至三腔二囊管填塞治疗时须控制活动性出血10小时以上则较为理想。

补液甚至必要的输血以维持正常的生命体征是确保内镜检查和治疗顺利进行的关键。

术前使用优质胃祛泡剂、祛黏液剂如西甲硅油、链酶蛋白酶等，将有助于内镜下有效观察与治疗。术前应备有足量的内镜治疗用药物

及器械（如专用注射针、硬化剂、黏合剂和结扎器等）。采用高清晰的电子内镜，术前认真检查以确认内镜注水、注气、吸引等各种功能是否正常。

1.2　门脉高压上消化道出血的内镜检查

门脉高压上消化道出血（急性呕血、黑便等）患者的出血原因并非想当然的均是食管和（或）胃静脉曲张破裂出血，应该特别注重认真仔细的内镜检查以明确出血原因。已经证实此类患者出血后 24 ~ 48 小时内紧急内镜检查中，约 1/3 患者的出血原因并非曲张静脉破裂，而是其他原因的出血。出血原因依次为胃和（或）十二指肠球部溃疡出血、门脉高压性胃病及糜烂出血性胃炎、胃癌、胃间质瘤、胃息肉或腺瘤、胃 Dieulafoy 病、胃毛细血管扩张症等。

胃镜插入食管内边充气边观察边推进，努力寻找有无红色血栓、白色血栓或溃疡出血后愈合病灶等，胃内观察应确保全胃每个部位均无遗漏（如胃内初步观察无异常，应特别注意贲门部、胃底及胃体部黏膜皱襞内的改变），警惕弥漫浸润型胃癌（皮革胃）引起的上消化道出血。十二指肠球部及壶腹部检查亦不可疏忽（包括溃疡、静脉曲张、壶腹癌等），在此类出血病例中亦非少见。

内镜检查中发生包括食管和（或）胃静脉曲张破裂急性出血时应作出相应的紧急止血治疗。如检查中未发现出血原因的，须重复再次检查，努力明确出血原因。如系出血后 48 小时以上检查者，发现存有食管和（或）胃静脉曲张，但未见肯定的近期出血征象，急性上消化道出血的原因亦可推断为门脉高压食管胃静脉曲张破裂出血，但亦应注意排除壶腹部以下及屈氏韧带附近的病变。

1.3 内镜下食管静脉曲张皮圈结扎联用硬化剂注射术

　　门脉高压出血患者通常有明显的食管静脉曲张，均适宜于行内镜下皮圈结扎术 (EVL)。为使皮圈结扎术顺利进行，下列经验可供参考：由于安装上结扎器后，内镜视野小且不全面，应先行内镜检查观察食管曲张静脉的分布及形态，预先选择好稍后进行的曲张静脉完整结扎点，这对于 EVL 术的成功至关重要。

　　内镜安装上结扎器后应将套帽插紧；依次剥分套帽上的皮圈，以免皮圈库存时间较长在操作时发生粘连造成结扎困难。术前将安装上结扎器的内镜头端浸泡在 75% 的乙醇溶液中消毒。消除曲张静脉迅速有效并且能减少结扎次数的方法包括皮圈双环结扎法及皮圈水平型结扎法。EVL 治疗后再结扎或改行硬化剂治疗的间隔时间为 2 ~ 4 周，亦可根据患者病况调整。病情稳定、一般情况好转者可转外科治疗。EVL 术后尤其是行双环结扎后应特别强调 2 周内进流质或温软食物，避免粗硬食物摩擦导致出血。

　　内镜重复治疗者常为无外科手术指征或不愿外科治疗者。治疗包括食管静脉曲张皮圈再结扎直至完全消退，或因曲张静脉细微改行硬化剂注射治疗。皮圈结扎 2 ~ 4 次后食管曲张静脉常可明显消退或完全消失，以后每 3 ~ 6 个月行胃镜复查及硬化剂追加治疗。平日服用普萘洛尔 (心得安) 及单硝基异山梨醇可望进一步控制再出血。其中胃底部树枝状或类似食管细结节状的胃静脉曲张亦可施行 EVL 术治疗。临床实践证明，即使施行 1 ~ 2 次皮圈结扎术，部分患者亦能数年甚至十余年维持不出血，这让消化病工作者及内镜操作者深受鼓舞，应该就 EVL 术积极开展深入研究。

　　近年应用于临床的 Speedband 结扎器，可沿中央钢丝穿入处插入专用注射针，注射针经皮圈结扎套帽口插入后，对不能行皮圈结扎的食管轻度曲张静脉或细微曲张静脉者改行硬化剂注射治疗。对多数患者通常行食管静脉曲张皮圈结扎治疗；对部分无法施行结扎的细小曲张静脉，用此方法可一次性联合硬化剂治疗，不失为一种简便有效的疗法，值得推荐。

1.4 人体组织黏合剂原液注射法治疗胃静脉曲张及出血

人体组织黏合剂包括 α - 氰丙烯酸盐（商品名 Histoacry1）等，提倡与碘化油联用的"三明治夹心法"，因操作步骤多，且部分碘化油产品涉及血管内注射不良反应等因素，笔者应用人体组织黏合剂原液注射法治疗胃静脉曲张及出血，更为简便有效。具体方法如下：内镜下先观察胃静脉曲张，寻找近期溃破出血处，急性出血的则在溃破处旁约 1 cm 处作穿刺，根据胃曲张静脉形状及瘤体大小，先推注硬化剂 1% 聚氧乙烯月桂醇醚 3～6 ml，继而推注人体组织黏合剂（商品名康派特）3～5 ml，然后根据注射针长度迅速推注 0.9% 氯化钠溶液约 2 ml，将注射针管道内残留黏合剂全部推注入胃曲张静脉内，5～10 秒钟后拔出注射针，黏合剂—硬化剂联用治疗术即完成。治疗完毕退针后注射针针眼明显出血者（个别）往往因静脉瘤体大、注射黏合剂用力过猛导致黏合剂推入瘤体对侧或穿刺针眼黏合剂固化太少所致，宜再次注入适量黏合剂，常能有效止血。

胃静脉曲张黏合剂—硬化剂注射治疗后，特利加压素或生长抑素及其类似物继续维持滴注 3～5 天；之后口服质子泵抑制剂及胃黏膜保护剂数周，经内镜复查示注射点创面愈合后停药（一般需 2～5 周）。实践证明，单用黏合剂注射治疗胃静脉曲张仅有止血作用，虽经多次治疗，但静脉瘤体固化和消退胃静脉曲张较为困难；加用少量硬化剂后的联合治疗往往能有效固化和消退胃静脉曲张。黏合剂联用硬化剂治疗胃静脉曲张后的"排胶现象"通常发生在术后 2～4 周，黏合剂和血痂形成的块状或条索状浅咖啡状物逐渐经注射点溃疡处排出，其间少数病例可发生出血或黑便，偶有大出血者。黏合剂—硬化剂消除或固化胃静脉曲张以 IGV-1 型中单个瘤状或土豆状静脉瘤为佳，而多发网络交叉状、葡萄串状或树枝样胃静脉曲张等往往难以消除，但急性出血的止血治疗同样有效。

1.5 硬化剂治疗食管静脉曲张及其出血的操作技巧

　　内镜硬化剂注射治疗简便有效，值得推广使用；且已经发现反复发生食管静脉曲张破裂出血者，经 1~2 次单纯硬化剂注射治疗，部分病例 5 年甚至 20 年以上不出血，尽管内镜下仍有食管静脉曲张。多次内镜下硬化剂注射能有效消退静脉曲张，每次间隔时间 2~3 周；亦可根据患者意愿适当延长内镜硬化剂治疗的间隔时间。

　　目前我国临床上采用的硬化剂主要为 1% 聚氧乙烯月桂醇醚（商品名聚桂醇）和鱼肝油酸钠和乙醇。每条曲张静脉内的注射量为 4~10 ml，曲张静脉旁的黏膜内注射每点约 1.5 ml。

　　◎ 内镜下注射切忌穿入食管肌层，否则易产生深部溃疡甚至穿孔

　　◎ 食管静脉曲张硬化剂注射前应对曲张静脉形态走向作仔细观察

　　◎ 穿刺针从曲张静脉旁黏膜下直接穿入静脉内最为理想，注完硬化剂退针时不会产生针孔出血

　　◎ 曲张静脉内直接穿刺的，选择静脉结节或迂曲隆起部穿刺为宜

　　◎ 硬化剂注射针以一次性塑管式注射针为好

　　◎ 硬化剂注射时先从食管大弯侧注射开始，小弯侧曲张静脉则留在最后注射，以避免处在上方的小弯侧曲张静脉注射硬化剂后针孔发生出血，流下的血液淹没或屏遮下方的曲张静脉，造成内镜下选择穿刺点的困难

　　◎ 发现急性出血时宜在出血点旁约 1 cm 的静脉穿刺，注入硬化剂 6~15 ml，注完后确定出血停止，然后稍待片刻退针；继续出血或退针后仍出血时应作第二次再注射治疗，硬化剂推注 5~10 ml，常能有效止血

◎ 临床止血疗效欠佳时可增加注入高渗葡萄糖液 5～10 ml，往往能有效控制出血

◎ 近贲门的小弯侧胃曲张静脉及其出血硬化剂治疗往往有效，不必联用黏合剂

◎ 规范的食管静脉曲张择期内镜硬化剂治疗 10～14 天一次，平均 4～6 次治疗后可有效减轻或完全消退曲张静脉，之后每 3～5 个月一次的治疗以巩固疗效

◎ 待患者全身状况好转，转外科行相应的手术治疗

内镜硬化剂注射治疗术操作简便易掌握，临床疗效确切，应予大力推广。不良反应包括胸骨后疼痛、发热、溃疡、出血、穿孔、异位栓塞、肝功能受损以及腹腔积液增加等，但很少产生严重的并发症；通常均能自行缓解或作相应的对症处理即可。少数患者可产生严重的并发症（如异位栓塞甚至导致急性脊髓炎引起粪尿失禁和下肢瘫痪等），因此术前完整签署相应知情同意书等就显得十分重要。

附录2 门脉高压出血内镜治疗术前后的药物维持治疗

◎ 各种原因引起的门脉高压食管和（或）胃静脉曲张出血，施行内镜下治疗术的前后应采用血管活性药物等作维持治疗

◎ 药物维持治疗能提高内镜治疗术的安全性及其成功率，减少内镜治疗术后再出血的发生率，促进术后康复和维持长期不出血

◎ 在药物维持治疗的前提下临床医师可根据患者的实际状况作进一步处理并制定长期治疗规划

2.1 内镜治疗术前与术中的血管活性药物应用

门脉高压患者发生呕血、黑便等急性出血时，除非特殊或紧急状况，通常不主张立即使用三腔二囊管填压，因为该管除并发症多、患者痛苦大外，另一重要原因是部分病例属胃底静脉曲张出血或胃、十二指肠溃疡出血，填压止血无效。因此首先应采用血管活性药物紧急止血，常规情况下使用 3～5 天，具体方法：（1）静脉推注特利加压素 1～2 mg，之后每 4～6 小时推注 1 mg(部分不耐受者可改用微泵注射)；（2）静脉推注生长抑素 250 μg，同时以

250 ～ 500 μg/h 的剂量持续滴注；为提高疗效亦可每小时推注生长抑素 250 μg，连续 3 次；（3）静脉推注生长抑素类似物 100 ng，同时以 25 ～ 50 ng/h 的剂量持续滴注；必要时再推注 100 ng。门脉高压患者发生呕血、黑便等急性出血时，多数患者经上述血管活性药物的维持治疗往往能控制出血，从而为内镜下干预及治疗提供条件。

即使无活动性出血的择期内镜治疗者，术前滴注常规剂量的特利加压素、生长抑素及其类似物等血管活性药物往往能增加内镜治疗（硬化剂、皮圈结扎以及黏合剂）术中的安全性，尤其能减少硬化剂及黏合剂注射针孔出血、皮圈结扎治疗中皮圈套扎血管处出血等情况的发生；由于特利加压素等药物能降低门脉压力，同时使血流再分布，致食管曲张静脉内的血流减少，以利内镜皮圈结扎时套住的曲张静脉更易被吸入环，由此操作更加方便。

门脉高压出血的内镜治疗术结束后，在继续使用血管活性药物的辅助作用下，绝大多数患者恢复顺利；多数患者术后第二天起即可进食。通常观察 2 ～ 3 天，在继续使用血管活性药物的同时开始口服普萘洛尔（心得安，30 mg/d 起递增）及单硝基异山梨醇（40 mg/d），可望择期停用血管活性药物，进一步减少门脉高压再出血的概率。门脉高压出血内镜治疗术间发生曲张静脉再出血或治疗后再出血者，应延长血管活性药物使用的时间（通常用 4 ～ 6 天），确认无出血或病情稳定后再停药。

2.2　内镜治疗术后药物的辅助治疗

因门脉高压出血接受内镜治疗术后药物的辅助治疗与患者术前状况、肝脏功能、内镜治疗过程是否顺利等有关。内镜治疗术后，有条件者先口服普萘洛尔及单硝基异山梨醇数天后，停用前述血管活性药物（亦可根据患者临床状况延长用药的时间）。内镜治疗术前发生呕血的患者往往会发生吸入性肺炎，应预防性加用抗生素；各种内镜治疗术均可引起感染或菌血症，应予高度重视，必要时投用抗生素治疗或预防性应用。长期存在腹腔积液者或因出血后出现腹腔积液者，应警惕革兰阴性杆菌感染或内毒素血症；同时应努力施行全身性综合化治疗（也可应用中西医结合的方法），积极改善肝功能，其中预防和治疗肝肾综合征可应用特利加压素，一般认为，特利加压素治疗肝肾综合征时合用白蛋白临床疗效更佳。明显的低钠血症伴大量腹腔积液时，托伐普坦（商品名苏麦卡）往往有明显的消退腹腔积液的功效，部分患者对托伐普坦敏感，7.5 mg（1/2 片）的药物一天内即可排液约 6 000 ml，应引起临床医师足够的注意。

除了普萘洛尔联用单硝基异山梨醇有望降低门脉压力，长期服用能减少再出血概率外，再出血的临床风险较大、因某些原因近期不能施行外科手术等相关治疗者，亦可试用长效的生长抑素类似物（商品名善龙），每次注射 20～30 mg，周期：27 天注射一次。注射长效的生长抑素类似物时，必须同步应用生长抑素或生长抑素类似物 5 天，待长效的生长抑素类似物发挥作用后再停药。在前述内镜治疗的基础上，这种药物辅助治疗的方法已被证明能进一步减少门脉高压患者食管和胃静脉曲张近期再出血的发生率，故可作为一种供选择的过渡性治疗方法，使患者迅速恢复全身状况，改善肝脏功能，选择性接受外科等相关治疗。接受持续性内镜治疗，防止内镜治疗间歇期再出血者亦可连续应用长效生长抑素类似物。

2.3 门脉高压出血患者内镜治疗后的临床选择

门脉高压食管和胃静脉曲张出血后，经药物治疗尤其在内镜治疗后出血停止，患者的全身状况好转，此时面临诸多的临床选择。但无论在理论或临床实践上均首先建议外科就诊，符合条件者行分流或断流手术；同时存有脾脏功能亢进者兼行脾脏切除治疗。外科各种治疗方法的有效性，特别是维持不出血的时间优于长期药物治疗和内镜治疗。有条件者应鼓励施行肝脏移植手术，以便长期改善临床预后。

患者若不愿接受外科手术，但考虑到单纯口服普萘洛尔（心得安）及单硝基异山梨醇仍有一定的再出血率，故较好的建议是在口服普萘洛尔（心得安）维持治疗的基础上，定期行内镜下食管和（或）胃曲张静脉治疗。对粗大的食管曲张静脉者则先行皮圈结扎（包括有效的水平型及双环结扎），待曲张静脉明显消退后改行硬化剂治疗；曲张静脉完全消退后，根据患者情况及意愿，硬化剂治疗间隔时间可延长至5~12个月。对于胃曲张静脉的急性出血，除了血管活性药物治疗外，推荐使用内镜黏合剂治疗或黏合剂联用硬化剂注射治疗；在消退胃曲张静脉瘤的治疗中，孤立性胃静脉曲张 (IGV-1 型) 的疗效最好；胃曲张静脉瘤体完全消退后，根据病情每6~12个月复查一次或作黏合剂—硬化剂追加治疗。对出现门脉高压性胃病 (PHG) 出血者，应暂缓皮圈结扎、硬化剂等治疗，而先采用降门脉压力药物或施行外科分流及相应的介入治疗方法。

肝硬化门脉高压食管和胃静脉曲张出血患者符合抗肝炎病毒治疗指征的，应予长期的抗肝炎病毒治疗，以减缓肝硬化及门脉高压的发展进程，并能减少演变成肝癌的机会。适当的中药及保肝药物治疗对肝硬化门脉高压的康复也是有益的。

在对患者的临床随访中，若复查间隔时间过长，原已消退的食管曲张静脉再发且较粗大，应再予内镜结扎治疗；胃曲张静脉则再行黏合剂—硬化剂联合治疗。临床上应以患者的需求、意愿及配合程度为中心，努力为患者提供尽可能好的、切合临床实际的治疗方法与措施，改善患者的生活质量；少出血甚至不出血，这就是笔者倡导的门脉高压内镜按需治疗的初衷。

门脉高压食管和胃静脉曲张出血的药物及内镜控制出血无效或疗效欠佳时，经颈静脉肝内门体静脉分流术 (TIPSS) 是一项有效的控制出血、有助于患者过渡到外科手术治疗的辅助方法。部分患者能维持长期分流和不出血，值得在临床上选择性应用。胃底静脉曲张出血者尤其是具有胃肾静脉分流的，可选择经静脉球囊闭塞逆行栓塞术 (balloon-occluded retrograde transvenous obliteration，B-RTO)，经血管介入的方法注射硬化剂乙醇胺油酸盐（常用剂量 15~25 ml)，往往能有效闭合及消除胃曲张静脉，维持临床上长期不出血。

尽管各种原因的门脉高压食管和胃静脉曲张出血的治疗十分困难和充满风险，但上述治疗措施与方法不仅能有效控制曲张静脉破裂的急性出血，而且能长期消退曲张静脉，维持临床不出血，为外科等的相关治疗提供了时间与机会，这是值得消化内科和消化内镜临床工作者继续努力与深入探讨的。

编 后 记

　　肝硬化门脉高压症十分常见。我在 "文革"期间(1968～1972年)下乡当农民的时候，包括知青队友、生产队社员在内的多人患血吸虫性及肝炎后肝硬化，大量腹腔积液、食管曲张静脉破裂出血的情景至今记忆犹新。1975年7月，我从上海第二医学院医疗系毕业，分配在现在的上海交通大学医学院附属瑞金医院消化内科工作，至今已经38年。在我从事的大量临床工作中，最有意义且自感欣慰的就是我做的门脉高压食管和胃静脉曲张出血的内镜治疗，抢救了不少患者，延长了他们的生存期，也为众多患者的外科治疗争取了宝贵的时间和机会。

　　我从1980年开始施行内镜下硬化剂鱼肝油酸钠注射治疗；20世纪90年代初又邀请美国专家来上海演示内镜皮圈结扎治疗术并将其引入中国；总结了大量的临床治疗经验后，改进了部分内镜治疗技术（其中包括食管静脉曲张的皮圈水平型结扎治疗、皮圈双环结扎治疗、皮圈结扎联用硬化剂治疗以及黏合剂联用硬化剂消退胃曲张静脉等），这些内镜治疗技术取得了良好的临床治疗效果。三十多年来不断地通过主办专题学术会和手把手学习班，为上海和全国各地培养了许多技术能手，从而为更多的患者提供良好的医疗服务。

　　值此书出版之际，深深缅怀我的导师江绍基院士、徐家裕教授；感谢我的老师 Kurihara M、萧树东、吴裕忻、江石湖、王冠庭、王瑞年等教授的长期指导和帮助；也致谢已故的 Maruyama M、陶嘉泳、陈孝焕等教授。感谢共同从事门脉高压研究的我的团队成员万荣、范嵘、史琲、吕婵、朱燕华、张梦茵、吴巍、王晓瑜、忻笑容、谢玲、朱佩医师以及赵培清、戴美华、胡瑞青、陶凤来、陆玮、马文芳和叶佩君等老师。感谢与我精诚合作三十多年的同事袁耀宗教授；还要特别感谢我的太太胡依群女士三十多年来的倾力支持与帮助。

　　尽管从事门脉高压出血临床研究工作已逾三十年，但由于缺乏良好的内镜照片存储手段，缺少许多患者长时间的历史性对比资料，让我深感可惜。随着电子技术的不断进步，近年我应用 CF 卡及 U 盘储存了大量的高清晰内镜图像，于是萌生了写一本简便易懂、一学就会的经验性书籍的念头，将自己的经验提供给临床工作者们作参考。门脉高压的研究工作涉及多学科，我认为每一家医院、每一个地区都应该尽可能去建立跨学科的综合性临床研究协作组织，不断地交流和总结经验，让我国门脉高压的临床水平较快地提升，从而可以造福更多的患者。

　　3 岁的孙女小佳添酷爱小动物，我陪她多次参观上海野生动物园、上海海洋水族馆和上海大自然野生昆虫馆；特别是常常在家里播放那些极富吸引力的动画片时，每当小动物们面临凶险甚至生命危险时，小佳添就会哭叫起来。有一次我俯身去安慰她时，泪流满面的小佳添竟拉着我的手，要我快去"救救它们"！这令我深受震撼！一个 3 岁的孩子竟已懂得同情和施救，作为一名医生有什么理由对那些尚存某些希望的门脉高压出血患者不伸出我们的援助之手呢！我愿意努力做好门脉高压内镜治疗方面的"传帮带"工作，让更多的患者从中受益。

图书在版编目(CIP)数据

门脉高压出血的内镜按需治疗/吴云林主编. --上海：上海科技教育出版社，2014.3
ISBN 978-7-5428-5867-2

Ⅰ.①门⋯　Ⅱ.①吴⋯　Ⅲ.①门脉高压—内镜治疗　Ⅳ.①R657.304

中国版本图书馆 CIP 数据核字(2014)第027604号

门脉高压出血的内镜按需治疗

主　　编：吴云林
责任编辑：蔡　平
封面设计：汤世梁
版式设计：蔡　平

出版发行：上海世纪出版股份有限公司
　　　　　上 海 科 技 教 育 出 版 社
　　　　　(上海市柳州路 218 号　邮政编码 200235)
网　　址：www.ewen.cc
　　　　　www.sste.com
经　　销：各地新华书店
印　　刷：上海中华印刷有限公司
开　　本：787×1092　1/16
印　　张：13.25
插　　页：4
版　　次：2014 年 3 月第 1 版
印　　次：2014 年 3 月第 1 次印刷
书　　号：ISBN 978-7-5428-5867-2/R·432
定　　价：188.00元

ISBN 978-7-5428-5867-2

9 787542 858672 >